医業経営コンサルタント
一次試験　精選過去問題集

編著　公益社団法人　日本医業経営コンサルタント協会

篠原出版新社

ご挨拶

公益社団法人日本医業経営コンサルタント協会
会長　永山正人
認定登録 医業経営コンサルタント

　日本医業経営コンサルタント協会は，医療界や社会的要請により，1990（平成2）年に厚生大臣（当時）より認可され，一般社団法人として設立されました．その後，それまでの活動も認められ，2012（平成24）年に内閣総理大臣から認定を受け，公益社団法人に移行しました．

　当協会の活動目的である，医業の社会公共性を経営面から支援活動するという立場から，当初は国家資格になるという機運がありましたが，民間でできることは民間でという国の方針から，現在のように資格認定を行う体制になっています．

　この資格認定を公的な位置付けとして維持するために，当協会会長の諮問機関ではありますが，医業経営コンサルタント資格認定審査会に試験の実施を委託し，独立性を担保しています．

　認定登録 医業経営コンサルタントは，公益法人が認定している資格ですが，資格のある会員は，医業経営に特化した唯一の公的資格保有者の気持ちで，専門職としてのプライドと高い倫理観と使命感を持ち活動しています．この裏付けの一つに，当協会の医業経営コンサルタント試験に合格したという自信があるように思います．

　この度，受験者の要望にお応えし，「精選過去問題集」を出版することになりました．この問題集を通して，どの程度の学習が必要なのかをご理解いただく一助となれば幸いです．

　医療・保健・介護・福祉の提供体制に関わる経営の健全化と安定化に寄与することができる認定登録 医業経営コンサルタントの活動を目指し，医業経営コンサルタント試験に是非挑戦してみてください．我々の活動は間接的ではありますが，すべての国民が健康で文化的な生活を営むことに寄与していると信じています．

はじめに

医業経営コンサルタント試験の目指すところ

公益社団法人日本医業経営コンサルタント協会
副会長　佐久間賢一
認定登録 医業経営コンサルタント

　医業経営コンサルタント試験の目指すところを理解していただくためには，医業経営コンサルタント業務の特殊性について知っていただく必要があります．

　医業経営の大きな特殊性を２つ挙げると，

　a）医療法等による規制が強くかかる業種であること

　b）多くが経営者でもある院長は，多くの時間を診療に割く必要があること

　この２点が他の業種と大きく異なる点です．

　そのため，医業経営コンサルタントとして業務を行う場合には，医療法等をしっかりと理解しておかなければなりません．

　例えば，病院とは 20 床以上の入院施設を有するものとされていますので，診療所を病院と表現するような初歩的なミスを犯しては，医療機関からの信頼を築くことができません．また，一般企業であれば，経営者は多くの時間を経営に専念できますが，医療機関の場合は，院長は診療に多くの時間を割く必要があり，情報収集や分析，意思決定のための時間が限られています．

　われわれ医業経営コンサルタントは，院長が正しい意思決定ができるよう，情報収集と適切な分析を行うことで，院長の意思決定の支援をしなければなりません．そのためには本試験で指定している幅広い分野の知識が求められます．

　一次試験では 11 分野にわたる試験範囲が設定されています．これだけ多岐にわたる分野の一つひとつに精通することは求められていませんが，経営上どこに問題点が内在化しているかを見抜くためには，基礎的知識は不可欠となります．

　当協会では，一次試験，二次試験を経て資格認定を行い，「医の原点を考える」という理念のもと，さまざまな経営課題を解決するプロフェッショナル「認定登録 医業経営コンサルタント」の育成に取り組んでおります．

目　次

協会のご紹介

　当協会は，1990（平成2）年11月1日に厚生大臣（当時）より社団法人として設立認定を受けて発足し，その後，内閣総理大臣より認定を受け，2012（平成24）年4月1日に公益社団法人に移行いたしました．

　当協会は，医療・保健・介護・福祉に関する調査研究等を行い，医業経営に係わるコンサルタントの水準の確保と資質の向上を図るとともに，医業の社会公共性を経営面から支援活動することにより，医業経営の健全化・安定化に資することに努めています．

　そして，より良い地域社会の発展に貢献するとともに，健康で文化的な国民生活に寄与することを目的に活動しています．

　名　　　称　公益社団法人 日本医業経営コンサルタント協会
　　　　　　　　URL www.jahmc.or.jp
　所　在　地　〒102-0075 東京都千代田区三番町9-15 ホスピタルプラザビル5階
　設立年月日　1990（平成2）年11月1日
　　　　　　　（2012（平成24）年4月1日公益社団法人に移行）
　会　長　名　永山 正人
　役　　　員　31名（理事29名，監事2名）
　会　員　数　個人正会員　2,835名
　　　　　　　（うち認定登録 医業経営コンサルタント　2,242名）
　　　　　　　法人正会員　　　6法人
　　　　　　　賛助会員　　　　12法人

　　　　　　　　　　　　　　　　　　　（2021（令和3）年5月1日現在）

協会の主な事業

- ・医業経営コンサルタントの資格認定
- ・日本医業経営コンサルタント学会の開催
- ・機関誌ＪＡＨＭＣ（ジャーマック）の発行
- ・医業経営の一助となる書籍の発行
- ・医業経営コンサルタントの検索，経営相談等のサイト運営
- ・医業経営管理能力検定の実施
- ・一般公開 医業経営実務講座の実施
- ・医療分野の雇用の質向上への取り組み
- ・「持分なし医療法人」への移行の相談窓口の設置

- ・継続研修の実施
- ・地域研究交流会の開催
- ・調査・研究および提言

医業経営コンサルタントの定義

　すべての国民が，健康で文化的な生活を営む権利を享受することのできる，社会福祉，社会保障及び公衆衛生の向上及び増進のために，医療・介護・福祉提供体制の基本となる，医療機関等の基本的基準について規定した関連法令等を遵従することによって，プロフェッショナルとして連携と協働ができる仕組みに基づき，有効的かつ効率的な医業経営の成果をあげることに寄与する者である．

医業の社会公共性を経営面からサポートします．

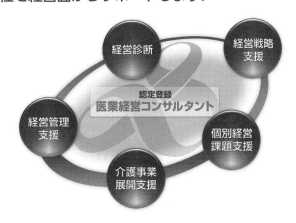

　税務会計，医療機関，医薬品・医療機器メーカー，銀行・保険，建築・設計，情報・通信など，さまざまな業種の方が「認定登録 医業経営コンサルタント」として活動を行い，医業経営のパートナーとしてさまざまな経営課題を解決しています．

　「認定登録 医療経営コンサルタント」は１登録期間（３～４年）内に所定の研修時間を履修することにより更新され，常に資質の向上を図っています．

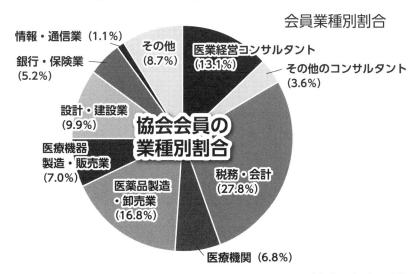

2021（令和３）年５月現在

試験のご案内

2021（令和3）年5月現在

☐ 「医業経営コンサルタント」認定登録までのステップ

☐☐**指定講座受講**
- テキストとeラーニングによる受講（自宅学習）

☐☐**一次試験**
- 年1回（例年8月），全国6か所の会場（札幌，東京，名古屋，大坂，岡山，福岡）で実施

☐☐**二次試験（論文審査）**
- 審査は年2回（毎年1月・7月）
- 論文テーマの中から1つを選び，医業経営コンサルタントを目指すものの立場から論述する

☐☐**入会・登録**
- 個人正会員として入会のうえ登録
- 「認定登録 医業経営コンサルタント」は所定の登録期間内に定められた継続研修を履修のうえ登録更新

☐ 一次試験情報

☐☐**試験Ⅰ**　〔小論文〕1時間
☐☐**試験Ⅱ**　〔6科目（科目①〜⑥）×10問〕2時間
☐☐**試験Ⅲ**　〔5科目（科目⑦〜⑪）×10問〕1時間40分
☐☐**試験科目**
①わが国の医療・介護の概要と課題
②医療機関の経営
③施設の計画と建設
④医業会計・税務の基礎
⑤医業経営診断
⑥医業経営戦略と事業計画
⑦医業経営管理
⑧医療の質管理
⑨医療情報システム
⑩施設の活用と維持管理
⑪介護サービス事業運営論

☐ 一次試験，二次試験の合格率

☐☐過去 3 年間の一次試験結果

2020（令和 2）年度（第 30 回）　受験 179 人　合格 156 人　合格率 87.2%

2019（令和元）年度（第 29 回）　受験 210 人　合格 158 人　合格率 75.2%

2018（平成 30）年度（第 28 回）　受験 270 人　合格 209 人　合格率 77.4%

☐☐過去 3 回の二次試験結果

2021（令和 3）年 1 月審査　審査 114 件　合格 97 件　合格率 85.1%

2020（令和 2）年 7 月審査　審査 33 件　合格 26 件　合格率 78.8%

2020（令和 2）年 1 月審査　審査 124 件　合格 106 件　合格率 85.5%

☐ 一次試験 合格基準

☐☐合格点は 100 点換算 60 点以上とする

☐☐条件付の合格者

・試験ⅡおよびⅢ（科目①〜⑪）において，1 科目につき得点が 40％に満たない科目のある場合，条件付の合格とする．この場合，その科目に関する内容で，1,800 字以上 2,000 字以内（A 4 版）のレポートを提出することが，一次試験合格の条件とする．

・試験Ⅰ（小論文）の得点が 40％に満たない場合は，再度，同一のテーマで 1,000 文字以上 1,200 字以内の論文を提出するものとする．

・レポートの内容はその科目を再度学習したことを示すものとする．

・期日までに該当する科目のレポートを全て提出しない限り，二次試験の受験資格は認められない．

☐ 二次試験 合格基準

・二次試験の合否は二次試験評価基準により判定する．

・二次試験の合否は審査会が判定し，理事会の議決を経て決定する．

☐☐二次試験評価基準（判定評価項目）

1．（問題意識）論題（テーマ）を選択した理由が問題点の提示とともに明らかにされているか	4．（実用性）論旨が，医業経営の現場に適用又はその実用性にふれているか
2．（多面的理解）論題（テーマ）に対し，他の制度，基準・方法等と比較する等，幅広い立場で医業の特殊性について理解が示されているか	5．（整合性）文書構成上，「はじめ」「中心となる内容」及び「結び」の論旨が一貫して整合しているか
3．（筆者の見解）論題（テーマ）に対し，筆者の見解（批評・主張等）を示し，医業経営コンサルタントとしての高い見識が貫かれているか	6．（文献）引用文献ならびに参考文献が正しく記載されているか
	7．（明瞭性）論文は明瞭にわかりやすく，誤字がなく記載されているか

☐ 優遇措置

☐☐当協会主催の一般公開医業経営実務講座を全講座修了された方は，指定講座の履習及び一次試験を免除する（ただし，初受講から 3 年以内に全講座を履修した者に限る）．

☐☐当協会が指定校として認定した大学の学生等が，協会実施の医業経営管理能力検定に合格された場合，指定講座の履習を免除する．

☐ 試験に関する問合せ先

（公社）日本医業経営コンサルタント協会 総務部総務課

TEL 03-5275-7701・03-5275-6996（代表）　フリーコール 0088-21-6996

精選過去問題集 作成の経緯，取扱説明等

公益社団法人日本医業経営コンサルタント協会
過去問題検討特別委員会
委員長　宮原 勅治
認定登録 医業経営コンサルタント

　医業経営コンサルタント試験は，公益社団法人日本医業経営コンサルタント協会が行う資格試験で，毎年1回実施されています．2020（令和2）年に第30回を迎え，伝統のある資格試験として，医業経営領域の最も権威のある資格試験の一つとして認められてきました．

　医業経営コンサルタント一次試験の問題はこれまで非公開でしたが，この度，これを公開し，出版することにしました．試験問題を公開することは，出題された問題が多くの人の目に触れることとなり，批判的に吟味されることによって，問題自体の質が向上するとともに，試験の公正さが高まり，公益社団法人が行う試験としての責任と権威が保てると考えたからです．

　今回出版した問題集は，2014（平成26）年度から2019（令和元）年度の一次試験に出題された問題の中から，代表的な問題を選りすぐり編集したものです．

　したがって，出題されたそのままの形ではなく，選択肢等の一部差し換えや文言を修正して編集したものです．しかし，試験問題のレベルや，出題の意図が変わるものではありません．

　なお，一次試験の受験にあたっては，指定講座を受講していただくことが条件になります．指定講座は，「医業経営コンサルタント指定講座・一次試験テキスト」等を使用いたしますが，このテキストは，2020（令和2）年度に，章の項目立ての移動や内容の整理を行う大幅な見直しが行われました．このため，今回出版した問題集の内容が現在のテキストと構成が異なっている場合もありますので，あらかじめ，ご了承ください．

　本問題集は受験者の皆さんの学習の便宜をはかるとともに，受験のガイドとしてご利用ください．また，多くの目を経て，当試験の改善につながるご指摘をいただければ幸甚です．

||||||||||||||||||||||||||||||||||||||||||||||||||||||||||||||||||||||||||||

> **問1　わが国の公的医療保険制度等の歴史について正しいのはどれか.**
>
> a　「福祉元年」（1973（昭和 48）年）においては，医療制度の改革が中心であり，年金制度の改革は行われていない.
>
> b　医療保険の法制度は，まず国民健康保険法，次いで健康保険法の順に制定された.
>
> c　老人保健制度によって，老人について定額の患者一部負担が導入された.
>
> d　介護保険制度は，小泉政権におけるいわゆる医療制度構造改革の一環として創設された.

【正解】　c

【解説】

a　1973（昭和 48）年のいわゆる「福祉元年」には，年金制度の拡充や老人医療費の無料化を含む社会保障制度全般の大幅な改善が行われている.

b　1922（大正 11）年に健康保険法が制定され，1938（昭和 13）年に国民健康保険法が制定されている. そして，第 2 次世界大戦中の 1942，43（昭和 17，18）年には，これらの制度の拡大により，国民皆保険体制の実現寸前まで発展していたといわれている.

c　1982（昭和 57）年に，老人保健制度が創設され，1973（昭和 48）年以来の老人医療費無料化政策が改められ，定額の患者一部負担が導入されるとともに，老人医療費に関する保険者間の新たな負担分担方式として，拠出金制度が創設されている.

d　高齢者の介護問題に対処するため，1997（平成 9）年に介護保険法が制定（実施は 2000（平成 12）年）されている. 2006（平成 18）年にいわゆる小泉構造改革の一環として行われた医療制度構造改革では，現在の医療制度の基本的な枠組みが規定されている.

問2　わが国の社会保障給付費について正しい組合せはどれか.

（1）社会保障給付費総額は，2018（平成30）年度現在100兆円を超えている.

（2）社会保障給付費の「医療」には，生活保護の医療扶助は含まれていない.

（3）社会保障給付費は，経済協力開発機構（OECD）の基準に基づき，毎年推計が行われている.

（4）介護対策費は，社会保障給付費における「福祉その他」に含まれている.

　　　　a（1）（2）　　b（1）（4）　　c（2）（3）　　d（3）（4）

【正解】b（1）（4）

【解説】

（1）2018（平成30）年度の社会保障給付費は，総額121兆円5,408億円，対GDPは22.16％となっている. なお，社会保障給付費が100兆円を超えたのは2010（平成22）年度からである.

（2）「医療」には，医療保険，後期高齢者医療の医療給付，生活保護の医療扶助，労災保険の医療給付，結核，精神その他の公費負担医療，保健所等が行う公衆衛生サービスに係る費用等が含まれる.

（3）「社会保障給付費」は，国際労働機関（ILO）の基準に基づき，社会保障の各制度から国民に提供される各種の給付の額について，毎年度の決算をもとに推計したものである.

（4）「社会保障給付費」は，「医療」，「年金」，「福祉その他」の3つに大きく分類されている. 2000（平成12）年度に介護保険制度が創設されたことにより従来「医療」の中でカバーされていた介護関係経費（介護対策費）が，「福祉その他」に移行している.

問3 わが国の医療提供体制について正しい組合せはどれか.

（1）開設主体別病院数で最も多いのは医療法人立の病院である.
（2）有床診療所の総数は，2019（令和元）年現在，病院の総数を上回っている.
（3）無床診療所総数は、病院同様減少傾向にある.
（4）病院のうち，200床未満のものが3分の2以上を占めている.

a（1）（2）　　b（1）（4）　　c（2）（3）　　d（3）（4）

【正解】 b（1）（4）

【解説】
（1）2019（令和元）年10月1日現在における病院数は，8,300病院であった. 開設主体別にみると最も多いのが医療法人5,720病院（68.9%），次いで，公的医療機関1,202病院（14.5%），その他831病院（10%），国322病院（3.9%），個人174病院（2.1%），社会保険関係団体51病院（0.6%）となっている.
（2）2019（令和元）年10月1日現在における有床診療所数は，6,644施設であり，病院数（8,300施設）を下回っている.
（3）2019（令和元）年10月1日現在における無床診療所の数は95,972施設（2014年92,106施設，2015年93,034施設，2016年93,900施設，2017年94,269施設，2018年95,171施設）であり，病院の減少傾向とは，逆の推移をしている.
（4）2019（令和元）年10月1日現在における病床規模別の病院数は，次のとおりであり，200床未満が全体の69.5%と中小病院の比率が高くなっている.

病床規模	病院数	構成比
99床以下	2,945	35.5%
100〜199床	2,824	34.0%
200〜299床	1,068	12.9%
300〜499床	1,062	12.8%
500床以上	401	4.8%
総　計	8,300	100.0%

出典：厚生労働省：令和元（2019）年医療施設（動態）調査・病院報告の概況，p9，2020. より作成
https://www.mhlw.go.jp/toukei/saikin/hw/iryosd/19/（最終アクセス 2021.1.20.）

問4　医療法について正しい組合せはどれか

（1）新設された介護医療院は，医療法上の医療提供施設である．
（2）いわゆるインフォームド・コンセントについては，医療法上規定されている．
（3）地域医療支援病院は，医療法上，病床数を原則400床以上有することが要件とされている．
（4）臨床研修病院は，医療法で規定された制度である．

　　　　a（1）（2）　　　b（1）（4）　　　c（2）（3）　　　d（3）（4）

【正解】a（1）（2）

【解説】

（1）介護医療院は，「長期療養のための医療」と「日常生活上の世話（介護）」を一体的に提供する医療法上の医療提供施設として，2018（平成30）年に創設された．これに伴い，介護療養型医療施設から介護医療院などへの移行等に係る経過措置の期限は，2024（令和6）年3月末となった．

（2）いわゆるインフォームド・コンセントについては，医療法第1条の4第2項で「医師，歯科医師，薬剤師，看護師その他の医療の担い手は，医療を提供するに当たり，適切な説明を行い，医療を受ける者の理解を得るよう努めなければならない．」と規定されている．

（3）1997（平成9）年の第3次医療法改正において，地域で必要な医療を確保し，地域の医療機関の連携等を図る観点から，かかりつけ医等を支援する医療機関として「地域医療支援病院制度」が創設されており，病床の規模としては原則200床以上の病院としている．

（4）臨床研修病院は医師法上の規定であり，大学病院の他，一般病院については，基幹型及び協力型の2つの類型が定められている．2004（平成16）年度から主要診療科を2年間のローテート研修することを必修化した医師臨床研修制度がスタートしている．なお，2009（平成21）年度においては，医師の偏在や医師不足を背景に，研修プログラムの基準の弾力化等の見直しが行われている．

問5　わが国の医療法人制度について正しい組合せはどれか.

（1）一人医師医療法人が全体の約5割を占めている.
（2）社会医療法人の行う医療については, 法人税率が3分の1に軽減されている.
（3）医療法人については, 剰余金の配当が禁止されている.
（4）地域医療連携推進法人は, 地域医療構想を進める一つの選択肢として創設された.

　　　a（1）（2）　　b（1）（4）　　c（2）（3）　　d（3）（4）

【正解】d（3）（4）

【解説】
（1）厚生労働省の調査によると2020（令和2）年3月31日時点における, 医療法人総数は55,674法人であり, うち一人医師医療法人は, 46,251法人で, 全体の83.1%を占めている.
（2）社会医療法人のうち医療保健業にかかる法人税については非課税となっている. また, 救急医療等確保事業に係る業務を行っている病院又は診療所に係る不動産取得税, 固定資産税及び都市計画税についても非課税措置が講じられている.
（3）医療法第54条において,「医療法人は剰余金の配当をしてはならない」と規定されている.
（4）各都道府県において, 地域医療構想の策定を進め, 医療提供体制の整備を図ることとされている. その達成のための選択肢の一つとして, 地域の医療機関相互間の機能の分担・連携を推進し, 質の高い医療を効率的に提供するための新たな制度として, 地域医療連携推進法人制度が創設されている. 2020（令和2）年10月1日現在で, 20法人が認定されている.

第1章

問6　わが国の医療計画制度について正しいのはどれか.

a　医療計画は，医療機関で完結するサービスの提供を目指している.

b　特に重視している5疾病とは，がん，脳卒中，急性心筋梗塞，糖尿病，高血圧である.

c　基準病床数は二次医療圏を単位として，一般病床，精神病床それぞれについて算定されている.

d　医療計画の計画期間は，2018（平成30）年度以降6年を1期とすることとなっている.

【正解】　d

【解説】

a　地域の限られた医療資源を有効活用するために現在は，「医療機関で完結するサービス」ではなく，「地域で完結するサービス」，「入院から在宅まで切れ目のないサービス」への提供に変化している.また，地域における医療機関の機能分化と連携の体制づくりに対して，都道府県が積極的な役割を担うことが期待されている.

b　人口の急速な高齢化や社会構造の多様化・複雑化が進む中，がん，脳卒中，心筋梗塞等の心血管疾患，糖尿病及び精神疾患（5疾病）については，生活の質の向上を実現するため，患者数の増加の状況も踏まえつつ，これらに対応した医療提供体制の構築が求められている.

c　基準病床数のうち，一般病床・療養病床は，二次医療圏ごとの性別・年齢階級別人口，病床利用率等から計算している.なお，精神病床は，都道府県の年齢階級別人口，1年以上継続して入院している割合，病床利用率等から計算している.

d　医療計画の期間は5年を1期としていたが，2018（平成30）年度以降は，6年を1期とし，介護保険事業計画（3年を1期）との連携や整合性を図ることとなった.

問7　地域医療構想について正しいのはどれか

a　地域医療構想は，原則として市町村が策定する．
b　病床機能報告は，2年に1回行われている．
c　構想区域は原則として二次医療圏である．
d　病床機能報告制度は，有床診療所には適用されない．

【正解】　c

【解説】

a　地域医療構想は，2025（令和7）年に向け，病床の機能分化・連携を進めるために，原則，二次医療圏単位での策定とし，全ての都道府県において2016（平成28）年度中までに策定がなされた．

b　病床機能報告制度は，2014（平成26）年度より開始された医療法に基づく制度（義務）であり，一般病床・療養病床を有する病院・有床診療所が毎年度報告する必要がある．

c　構想区域の設定は，二次医療圏を原則として，人口構造の変化の見通し，その他の医療の需要の動向並びに医療従事者及び医療提供施設の配置の状況の見通し，その他の事情を考慮して，一体の区域として地域における病床の機能の分化及び連携を推進することが相当であると認められる区域を単位として設定するものであるとされている．

d　病床機能報告制度は，一般病床・療養病床を有する病院・有床診療所が対象となっており，「病棟単位」を基本として当該病床において担っている医療機能の現状と今後の方向，具体的な報告事項をあわせて報告することにより，都道府県による地域医療構想の策定等のための資料を得ることを目的としている．

第1章

問8　わが国の医療費について正しいのはどれか

a　医療費適正化計画は，国が策定することとなっている．

b　医療費適正化のため，特定健診の実施が保険者に義務化されている．

c　国民医療費の財源のうち，患者負担の割合は 2018（平成 30）年度現在，約 3 割である．

d　国民医療費の対国民所得比は，2018（平成 30）年現在，18％である．

【正解】　b

【解説】

a　国において医療費適正化基本方針を定めるとともに，都道府県において医療費適正化計画を定め，目標の達成に向けて，保険者・医療関係者等の協力を得て，取組を進めることとしている．なお，第 3 期（2018 ～ 2023 年度）の医療費適正化計画では，入院医療費は，都道府県の医療計画（地域医療構想）に基づく，病床機能の分化・連携の推進の成果を反映させて推計し，外来医療費は，糖尿病の重症化予防，特定健診・保健指導の推進，後発医薬品の使用促進，医薬品の適正使用による，医療費適正化の効果を織り込んで推計することとしている．

b　糖尿病，脳卒中等の生活習慣病に対する予防対策を中心とする保健事業の実施として，保険者は 40 歳以上の加入者に対して，特定健康診査及び特定保健指導を行うことが義務化されている．

c　国民医療費の財源別負担構造は，2018（平成 30）年度は，公費 38.1％，保険料 49.4％，患者負担 11.8％と推計されている．「社会保険方式」といいながら，保険料のシェアは 5 割弱であり，医療費総額の 4 割近い公費が投入されている．

d　経済協力開発機構（OECD）が公表している OECD Health Statistics 2019 によると 2018（平成 30）年の日本の国民医療費の対国民所得比は 10.9％であった．

問9　わが国の公的医療保険制度について正しい組合せはどれか

（1）前期高齢者医療制度は，65歳～74歳の高齢者だけを集めた独立方式の制度である．

（2）国民皆保険体制の基盤は，国民健康保険法によって維持されている．

（3）協会けんぽの支部別保険料率の設定に当たっては，年齢構成の相違は調整されている．

（4）後期高齢者医療制度の財源のうち,患者負担1割を除いた9割は公費である．

　　　a（1）（2）　　　b（1）（4）　　　c（2）（3）　　　d（3）（4）

【正解】c（2）（3）

【解説】

（1）前期高齢者（65歳～74歳）については，各医療保険制度に加入した上で，前期高齢者の偏在による保険者間の負担の不均衡を，各保険者の加入数に応じて調整している．なお，後期高齢者（75歳以上）については「独立方式」がとられている．

（2）市町村国民健康保険制度（市町村国保）の制度上は，全ての地域住民は，まず市町村国保の被保険者となることとされており，そこから「公的医療保険制度（協会けんぽ，組合健保，各種共済等）」に加入する者は適用除外となる構成がとられている．

（3）協会けんぽでは，年齢構成や所得水準の相違を調整した後になお残る医療費の地域差について，保険料率に反映しており，都道府県支部ごとに異なった保険料率を設定している．2020（令和2）年時点では，最も低いのが新潟県の9.58％で，最も高いのが佐賀県の10.73％となっており，全国平均保険料率は10.00％で維持されている．

（4）後期高齢者医療制度の財源は，後期高齢者自身が支払う保険料（約1割）に加えて公費（約5割），各医療保険制度からの支援金（約4割）によって賄われている．

第1章

問 10　わが国の診療報酬制度について正しい組合せはどれか

（1）いわゆる混合診療が認められているのは，評価療養と患者申出療養の場合だけである．

（2）診療報酬の審査支払機関は，国民健康保険団体連合会と地方厚生局である．

（3）ＤＰＣ制度における診療報酬の額は，包括評価部分と出来高評価部分の合計額である．

（4）ＤＰＣ対象病院の病床数は，2020（令和2）年度現在，全一般病床の半数以上を占めている．

　　　a（1）（2）　　b（1）（4）　　c（2）（3）　　d（3）（4）

【正解】d（3）（4）

【解説】

（1）評価療養と患者申出療養以外に選定療養もある．選定療養は，被保険者の選定に係る特別の病室の提供その他厚生労働大臣が定める療養とされている．

（2）審査支払機関としては，国保の場合は国民健康保険団体連合会（国保連）に，健保の場合は社会保険診療報酬支払基金（支払基金）に委託することとされている．

（3）診療報酬の額は，ＤＰＣ（診断群分類）毎に設定される包括評価部分と出来高評価部分の合計額となる．包括評価部分は，1日当たり点数（3段階の段階設定）に在院日数と医療機関ごとに設定された係数（医療機関別係数）を乗じて算出される．

（4）2020（令和2）年度対象病院の病床数は以下のとおりであり，ＤＰＣ対象病院の病床数は，全一般病床の半数以上を占めている．

項　目	病院数	病床数
令和02年度対象病院（Ｒ02年4月時点）	1,757	483,180床
（参考）一般病床を有する全病院 （平成30年医療施設調査）	5,809	890,712床

出典：厚生労働省：DPC対象病院・準備病院の規模（令和2年4月1日）見込み，2020より作成　https://www.mhlw.go.jp/content/12404000/000640465.pdf（最終アクセス 2021.1.20.）

第2章
医療機関の経営

||||||||||||||||||||||||||||||||||||||||||||||||||||||||||||||||||||||||||||||||||||||||||||||||||

問1　医療サービスの特性について正しいのはどれか.

a　医療サービスは，すべての人にとってきわめて必需性の低いものである.

b　治療の経過と結果は，予測が容易である.

c　医療サービスは，きわめて同質的なものであり，それに対する価格は確定しやすい.

d　医療に関する社会保障の方式は，医療費の補助，全額公費負担，医療保険などがある.

【正解】 d

【解説】

a　医療サービスは，人間の健康と生命に関わるものであり，すべての人にとってきわめて必需性の高いものであるといえる.

b　個人にとって，疾病や傷害の発生，治療の効果，医療費の額などは予測不可能なものであり，不確実性を含有しているといえる.

c　人の健康や生命の価値は，金銭に換算しがたく，医療サービスはきわめて非同質的なものであり，それに対する価格は確定しがたいといえる.

d　社会保障は，個人の生活の不安を除去ないし緩和することによって個人の生活を保障することを目的としている以上，医療がその対象となるのは当然とされる. その社会保障の対象としては，この他に，失業や老齢などがあげられる. 医療に関する社会保障の方式としては，個人に対する医療費の補助，全額公費負担による医療サービスの提供，医療保険などがあげられる.

問2　医療施設の動向について正しいのはどれか.

a　都道府県別の人口10万対病院病床数の一般病床, 療養病床は, いずれも高知県が最も少ない.

b　開設者別にみた病院の施設数は, 医療法人が最も多く, 次いで公的医療機関となっている.

c　病院の病床数は, 年次推移でみると, 年々増加している.

d　一般病院の施設数は, 診療科目別では, リハビリテーション科が最も多い.

【正解】 b

【解説】

a　都道府県別では, 高知県（2,508.3床）が最も多くなっている. 種類別では,「一般病棟」「療養病床」はいずれも高知県が最も多く（それぞれは1,114.8床, 870.8床）,「精神病床」は長崎県（593.0床）が最も多くなっている.

b　病院の開設者は「医療法人」が5,720施設（病院総数の68.9％）と最も多く, 次いで,「公的医療機関」が1,202施設（同14.5％）となっている.

c　病床の種類別では,「一般病床」は887,847床（病院の全病床数の58.1％）,「精神病床」は326,666床（同21.4％）,「療養病床」は308,444床（同20.2％）で, 病床数は全体に微減もしくは平坦に推移している.

d　病院を標榜診療科目別にみると,「内科」が最も多く（92.5％）, 次いで,「リハビリテーション科」（77.5％）,「整形外科」（67.6％）となっている.

引用 : 厚生労働省「令和元（2019）年医療施設（動態）調査・病院報告の概況」

問3　2017（平成 29）年第 21 回医療経済実態調査（医療機関等調査）について，2016（平成 28）年度の医療施設の経営状況について正しいのはどれか.

a　一般病院（医業・介護収益に占める介護収益の割合が 2 ％未満の医療機関）は，黒字であった.

b　一般診療所（全体）は，赤字であった.

c　保険薬局は，赤字であった.

d　歯科診療所（全体）は，黒字であった.

【正解】　d

【解説】

a　一般病院（医業・介護収益に占める介護収益の割合が 2 ％未満の医療機関）の損益差額（医業収益＋介護費用－医業・介護費用）は，2015（平成 27）年度は△ 139,000 千円に対して，2016（平成 28）年度は△ 157,067 千円で赤字が拡大した.

b　一般診療所（全体）の損益差額は，2015（平成 27）年度は 17,837 千円に対して，2016（平成 28）年度は 17,679 千円とやや縮小したが黒字で推移している.

c　保険薬局の損益差額は，2015（平成 27）年度は 14,427 千円に対して，2016（平成 28）年度は 13,449 千円とやや縮小したが黒字で推移している.

d　歯科診療所（全体）の損益差額は，2015（平成 27）年度が 9,966 千円に対して，2016（平成 28）年度は 10,366 千円と若干であるが改善がみられた.

第2章

問4　国民医療費について正しいのはどれか.

a　保険診療の対象となり得る傷病の治療に要した費用を推計したものである.

b　直近10年間（2011（平成21）年度〜2018（平成30）年度）をみると, 年々減少傾向となっている.

c　2016（平成28）年度の対前年度増減率をみると, 医科診療医療費及び歯科診療医療費は減少, 薬局調剤医療費は増加となっている.

d　主傷病による傷病分類別にみると, 新生物が最も多く, 次いで循環器系の疾患となっている.

【正解】　a

【解説】

a　国民医療費は, 年度内の医療機関等における保険診療の対象となり得る傷病の治療に要した費用を推計したものである. この費用には, 医科診療や歯科診療に関わる診療費, 薬局調剤医療費, 入院時食事・生活医療費, 訪問看護医療費等が含まれる. なお, 保険診療の対象とならない評価療養, 選定療養, 不妊治療における生殖補助医療等に要した費用は含まない.

b　直近10年間（2009（平成21）年度〜2018（平成30）年度）において, 国民医療費は36兆67億円から43兆3,949億円と増加傾向となっている. 一部例外として, 2016（平成28）年度の42兆1,381億円については, 前年（2015年）度の42兆3,644億円に比べ2,263億円, 0.5%減少となった. 主な要因としては, 2015年度が抗がん剤オプジーボなどの超高額薬剤が出現し, 医療費を大きく増加させたことと, 2016年度には薬価改正により, それら超高額薬剤の薬価が引き下げられたことなどによるものと考えられる.

c　対前年度増減率を診療種類別にみると, 高齢者人口の増加などに伴い, 医科診療医療費は増加及び歯科診療医療費は年々増加傾向にあり, 一方で薬局調剤医療費については薬価改正などの影響もあり減少傾向となっている.

d　医科診療医療費を主傷病による傷病分類別にみると, 「循環器系の疾患」が最も多い. 次いで「新生物」, 「筋骨格系及び結合組織の疾患」, 「損傷, 中毒及びその他の外因の影響」, 「呼吸器系の疾患」となっており, 「循環器系の疾患」が最も多くなっている.

引用：厚生労働省「平成30年度国民医療費の概況」

問5　診療報酬制度について正しいのはどれか.

a　改定は，概ね３年に１回，中央社会保険医療協議会が定める.

b　2000（平成 12）年度以降の診療報酬改定率の推移は，一貫してプラス改定が行われている.

c　2018（平成 30）年度の診療報酬改定は，４年に１度の介護報酬改定との同時改定となった.

d　個々の診療行為の価格を定める価格表としての性格を有する.

【正解】　d

【解説】

a　診療報酬は，概ね２年に１回，厚生労働省に設置された中央社会保険医療協議会で改定の必要性について審議された後に，諮問・答申を経て，厚生労働大臣が定める.

b　2000（平成 12）年度以降の改定率は，薬価等は一貫してマイナス改定，また本体部分は，小泉政権下で行われた３回の改定（2002；平成 14, 2004；平成 16, 2006；平成 18 年）では，２度のマイナス改定が行われるなど，医療機関にとって非常に厳しい改定であった．これら改定直後には，地方を中心に経営が悪化する医療機関が続出したことから，その分を補うように，2010（平成 22）年，2012（平成 24）年の改定では，それぞれ 1.55％, 1.379％のプラス改定となった.

c　診療報酬改定は概ね２年に１回，介護報酬改定は概ね３年に１回であり，2018（平成 30）年度の改定は，６年に１度の診療報酬と介護報酬の同時改定となった．団塊の世代が 75 歳以上の高齢者となる 2025（令和７）年に向けた道筋を示す最後の同時改定であり，重要な節目と位置付けられた.

d　診療報酬とは，公的医療保険において，保険医療機関等が実施した医療サービスの対価として支払われるものであり，保険医療の範囲・内容を定める品目表としての性格と，個々の診療行為の価格を定める価格表としての性格を有する.

問6　医療法に規定する事項について<u>誤っている</u>のはどれか.

a　医療供給体制の基本として, 医療機関の基準について規定している.

b　医療機関における医療提供の理念が定められている.

c　医療計画は, 厚生労働大臣が策定することと定められている.

d　医療提供施設とは, 病院・診療所・介護老人保健施設・介護医療院・調剤を実施する薬局等をいう.

【正解】　c

【解説】

a　医療法は, 医業を行うことのできる施設としての病院, 診療所等について定める医療施設に関する基本的な法規であり, 医療機関の基本的基準について規定した法律である.

b　医療法第1条の2では, 「医療は, 生命の尊重と個人の尊厳の保持を旨とし, 医療提供者と患者との信頼関係に基づかなければならない.」「患者の心身の状況に応じて行われるとともに, 単に治療のみならず, 疾病の予防のための措置, リハビリテーションを含む良質かつ適切なものでなければならない.」などといった医療機関における医療提供の理念が定められている.

c　医療計画については, 医療法第30条の4に規定されており, 1985 (昭和60) 年の第1次医療法改正により, 都道府県知事が策定することと定められている.

d　医療法第1条の2第2項で, 「医療提供施設」とは, 病院, 診療所, 介護老人保健施設, 介護医療院, 調剤を実施する薬局, その他の医療を提供する施設と定められている.

問7　わが国の医療保険制度の特徴について正しい組合せはどれか.

（1）社会保険方式──財源を消費税で賄う方式
（2）現物給付──医療サービスとして給付される
（3）フリーアクセス──受診できる保険医療機関に原則制限がない
（4）保険給付対象──病気の診療，正常分娩，健康診断，人間ドックなど

　　　a（1）（2）　　b（1）（4）　　c（2）（3）　　d（3）（4）

【正解】　c（2）（3）

【解説】
（1）社会保険方式とは，加入者が保険料を拠出しそれに応じて年金給付を受ける年金制度の仕組みで，給付は保険料の額や支払った期間に応じて決められるため，拠出と給付の関係がより明確である．これに対して，保険料の拠出を必要とせず，財源を全額税金で賄い，国内在住年数等の要件により一律に年金を支給する仕組みを「税方式」という．
（2）医療機関で，診療や検査，投薬，入院などの医療行為（医療サービス）で支給されるものを「現物給付」という．一方，出産育児一時金，埋葬料などのお金で支給されるものを「現金給付」という．
（3）フリーアクセスとは，国民が自分の判断で自由に医療機関を選択できる体制をいう．これにより，大学病院でも，診療所でも，医療保険の給付対象になり，料金（自己負担）が原則さほど変わらないというメリットがある．
（4）保険給付の対象となるものは，診察，検査，治療材料，薬，処置，手術その他の治療，在宅療養の管理，入院療養などの病気の診療にかかるものであり，正常分娩，健康診断，人間ドックなどは保険給付の対象外となる．

問8　医療法の規定に基づき安全確保のための体制として管理者が講じなければならない措置について誤っているのはどれか.

a　指針を整備すること

b　委員長を任命すること

c　委員会を開催すること

d　職員研修を実施すること

【正解】　b

【解説】

　　医療法の規定に基づき，安全確保のための体制については，医療法施行規則第1条の11に次のように規定されている.

医療法施行規則第1条の11（要約）

　病院等の管理者は，法第六条の十二の規定に基づき，次に掲げる安全管理のための体制を確保しなければならない（ただし，第二号については，病院，患者を入院させるための施設を有する診療所及び入所施設を有する助産所に限る）.

　　一　医療に係る安全管理のための指針を整備すること.

　　二　医療に係る安全管理のための委員会を開催すること.

　　三　医療に係る安全管理のための職員研修を実施すること.

　　四　医療機関内における事故報告等の医療に係る安全の確保を目的とした改善のための方策を講ずること.

　　よって，「委員長を任命」することは定められていない.

> **問9　医療関係従事者の年次推移について正しい組合せはどれか.**
>
> （1）医師数は，年々減少している.
> （2）歯科医師数は，年々増加している.
> （3）薬剤師数は，年々増加している.
> （4）看護師数は，年々減少している.
>
> 　　　a（1）（2）　　b（1）（4）　　c（2）（3）　　d（3）（4）

【正解】　c（2）（3）

【解説】

　2018（平成30）年12月31日現在における全国の届出「医師数」は327,210人で，「歯科医師数」は104,908人，「薬剤師数」は311,289人となっている．いずれも，届出数は前回調査（2016（平成28）年）に比べ増加している．また同様に看護師数も増加している．厚生労働省の資料によると，看護師の就業人数は，毎年2.5万〜3.5万人ペースで増えている傾向にある．

　医療人材の需要と供給については，高齢社会が一層進む中で，人口構造の変化や地域の実情に応じた医療提供体制を構築するために，地域医療構想との整合性の確保や地域間偏在等の是正などの観点を踏まえた医療従事者の需給の検討が必要であるとしている．そこで厚生労働省では「医療従事者の需給に関する検討会」を開催し，需給の見通し，確保策，地域偏在対策等の検討などを行っている．

引用：厚生労働省政策統括官付参事官付保健統計室
　　　平成30（2018）年医師・歯科医師・薬剤師調査の概況
　　　厚生労働省「令和2年版　厚生労働白書 資料編」

第2章

> **問 10　医療関係従事者の資格と業務内容について正しいのはどれか.**
>
> a　助産師―――助産,　妊婦・褥婦・新生児の保健指導など
> b　理学療法士―――身体・精神障害者に対する手芸・工芸など
> c　視能訓練士―――言語訓練,　嚥下訓練,　人工内耳の調整など
> d　作業療法士―――身体障害者に対する治療体操,　電気刺激,　マッサージ

【正解】　a

【解説】

a　助産師の業務は,　助産又は妊婦,　褥婦(＝出産後,　間もない女性)若しくは新生児の保健指導を行うことである.　これに対して看護師の業務は傷病者若しくは褥婦に対する療養上の世話又は診療の補助を行うことである.　助産師になるためには,　看護師の資格も取得する必要があるため,　看護師としての知識にプラスαで助産師としての専門知識も必要となる.

b　理学療法士の業務は,　医師の指示の下に,　身体に障害のある者に,　治療体操などの運動を行わせたり,　電気刺激,　マッサージなどの物理的手段を加えたりして,　主にその基本的動作能力の回復を図ることである.

c　視能訓練士の業務は,　医師の指示の下に,　弱視,　斜視等,　両眼視機能に障害のある者に対する矯正訓練及び眼科に係る検査を行うことである.　また設問の「言語訓練,　嚥下訓練,　人工内耳の調整など」の業務は,　言語聴覚士の業務となる.

d　作業療法士の業務は,　医師の指示の下に,　身体または精神に障害のある者に,　手芸,　工作その他の作業を行わせ,　主としてその応用的動作能力や社会的適応能力の回復を図ることである.

第3章
施設の計画と建設

||||||||||||||||||||||||||||||||||||||||||||||||||||||||||||||||||||||||||||||||||||||||||

問1　日本の病院建築と医療サービスについて正しいのはどれか.

a　1床当たりの建設投資に示される官民格差は拡大傾向にある.

b　現在わが国の病院のうち, 公的病院が約8割を占める.

c　国民皆保険制度の確立に合わせて, 病床数の総量規制が開始された.

d　PFIや指定管理者制度の活用は, 公立病院の運営健全化の例として注目されている.

【正解】 d

【解説】

a　建設投資は, 1床当たりの延べ床面積と建設単価（単位面積当たりの建設費）によって決定される. かつては, これら両者とも公立病院は民間病院よりも高かった. しかし, 近年は公立病院の建設費抑制, 一方民間病院の高機能病院における建設投資が増加し, その差が縮まりつつある.

b　医療施設調査によれば, 2019（令和元）年10月1日現在の全国の病院数は8,300病院であるが, そのうち, 国（大学を含む）, 自治体（地方独立行政法人を含む）, 日赤・済生会等の団体, 社会保険関係団体の公的団体が開設主体となっている病院の合計は1,575病院（19.0%）であり, 医療法人, 個人, その他（公益法人・私立学校法人など）の私的団体が開設主体となっている病院が6,725病院（81.0%）である.

c　病床の総量が規制されたのは地域医療計画（1986（昭和61）年施行）によってである. 医療圏ごとに定めた基準病床数に対して過剰地域では増設・新設病床は原則許可されない.

d　自治体財政の悪化に伴い公立病院においても, 自立経営を目指した運営の健全化が求められるようになってきている. そのため建設運営に民間経営のノウハウを導入するPFI（Private Finance Initiative）方式や運営を民間等に委託する指定管理者制度の導入が注目されている.

問2　病院建築の法的規制等について正しい組合せはどれか.

（1）建築基準法は地域によって建設できる建物の用途を定めており，準工業地域にも病院は建設できる.

（2）病院は公益施設であるから，市街化調整区域内では開発行為の許可を得ずとも建設できる.

（3）高さや面積・斜線制限など，建物の形態に関する制約は建築基準法の「単体規定」の範疇に分類される.

（4）診療報酬の算定要件となる施設基準には，廊下幅や病室面積など建築に関するものもある.

　　　a（1）（2）　　b（1）（4）　　c（2）（3）　　d（3）（4）

【正解】b（1）（4）

【解説】

（1）用途地域は，住居系・商業系・工業系の3つの区分を基本として12種類に区分され，それぞれに建設できる建築物の用途が規定されている（建築基準法第48条別表2）. 病院は低層住居専用地域（1・2種），工業地域，工業専用地域には建てられない. なお，診療所はすべての用途地域での建設が可能である.

（2）病院は公益施設ではあるが，建築行為が大幅に制限されている市街化調整区域に病院を建設するための開発行為は原則として許可が必要である.

（3）建物の立地・敷地・外部形態など周辺環境に影響する建物形態を規定する法令群は「集団規程」である. 個々の建物の内部に求められる建築性能を規定する法令群は「単体規程」と呼ばれ，建築に求められる構造性能，防火防災性能，居住性能が建物用途や規模・階数などの分類ごとに示されている.

（4）診療報酬が定める施設基準は，施設ごとの医療職者数や患者の状態などを定めるが，それ以外に定員数，定員1人当たりの面積，廊下幅などの規定もある. これら諸基準の順守は事業計画とも大きくかかわる.

問3　病院施設の計画について正しい組合せはどれか.

（1）１床当たりの床面積は医療の高度化や個室化などで増加傾向にある.

（2）１フロアに１看護単位を配置して，病棟を高層化するのが効率的である.

（3）外来は展望の良い高層階に計画するのが望ましい.

（4）高機能病院ほど病棟の面積の占める割合が小さくなる傾向にある.

　　　a（1）（2）　　b（1）（4）　　c（2）（3）　　d（3）（4）

【正解】b（1）（4）

【解説】

（1）１床当たり床面積は，入院期間短縮化や高齢化，さらには医療技術の進展により高度化し，施設・設備の充実を促し拡大している.また，病床管理や感染防止，患者の生活環境の向上により個室率も増加しており，これらも病院面積の拡大の要素である.

（2）１フロアに複数の看護単位を配置する方が縦動線（エレベータや階段）や看護諸室・設備などを共有することができ効率的である.

（3）外来部には，多くの患者（とその付き添い）が来院し，また，身体的不如意を持って来院するので，いたずらに移動させるのではなく低層階に配置することが望ましい.

（4）高機能病院では診療行為が濃密になり，診療部門の諸室・設備の充実が必要となる.また，これらの部署の将来の可変性を確保するためにもゆとりある計画をしておきたい.一方，病棟は高機能病院であろうと回復期病院であろうと，基本的に患者の生活諸室としてみれば必要な面積の大きな違いは見られない.結果的に高機能病院では病棟の面積割合が小さくなる.

問4　医療福祉施設建設の手順について正しいのはどれか.

a　基本段階とは，各室に求められる性能についてユーザーの意向を吸い上げ，各室や部門，全体の構成などを設計に反映する段階で，企画と実施の中間に位置づけられる.

b　医師による診療所の開設は，都道府県知事の許可が必要である.

c　独立行政法人福祉医療機構の融資を受ける場合，受付完了の「受理票」が交付されると着工が可能になる.

d　建築基準法の仮使用承認制度と同じように，医療法にも工事中の一部使用に仮使用規定がある.

【正解】 a

【解説】

a　基本段階では，企画で作成した基本構想・企画設計を具体的な設計図面に落とし込み，最終的に基本計画・基本設計書を作成する段階である. 企画設計に肉付けを行い，各部門の与条件を整理し，内部・外部空間のデザイン方針，柱スパン割,構造の種別, 空調・衛生設備, 電気設備, 外構などの基本的な建築の仕様を決定する.

b　医師による診療所の開設は都道府県への届出のみで開設できる. ただし，医師・歯科医師以外の者による診療所の開設には知事の許可が必要となる.

c　独立行政法人福祉医療機構の融資を受ける場合は，融資申込書受理（受理票交付）が交付されただけでは着工できず，2～3か月間の審査期間を経て交付される「貸付内定通知書」を受け取るまで待つ必要がある.

d　建築基準法では，部分的に工事中の建物や仮設建物の仮使用が認められるが，医療法には仮使用の規定はなく，医療法で規定される施設基準・人員基準・開設許可の一部変更許可申請などの手続きが厳格に運用される.

問5　高齢者介護施設について正しい組合せはどれか.

（1）介護療養型医療施設から介護医療院等への移行経過措置は，2024（令和6）年3月末に終了する.

（2）サービス付き高齢者向け住宅は，民間事業者が開設する場合でも補助金は支給される.

（3）医療法人は，有料老人ホームの開設者にはなれない.

（4）小規模生活単位型特養の1ユニットの最大定員は，グループホームと同じ9人以下である.

　　a（1）（2）　　b（1）（4）　　c（2）（3）　　d（3）（4）

【正解】a（1）（2）

【解説】

（1）2018（平成30）年4月に創設された「介護医療院」への介護療養型医療施設に関する経過措置の期限は2024（令和6）年3月末までとされており，この期間内に介護医療院を含む他の施設への移行または廃止が必要となる.

（2）民間事業者であっても，グループホーム，サービス付き高齢者住宅，一部ケアハウスに対しては，補助金は支給される. なお，民間事業者が開設できる高齢者居住施設はこのほかには有料老人ホームだけである.

（3）医療法人は有料老人ホームを開設でき，近年は増加傾向にある. 入院が必要な時に優先的に病床を確保してくれる，同じ法人内の機能訓練士がリハビリをしてくれるなどというメリットをうたい文句としていたりする.

（4）小規模生活単位型特養もユニット型特養と同様に，ユニット定員は原則10人以下とする. いずれも居室は個室であり，ユニットごとに居間・食堂を設けることが規定されている.

問6　設計者の選定方法について正しい組合せはどれか.

（1）設計入札方式は，公共建築の設計には採用されない.

（2）設計者の実績や技量，計画に対する考え方など，設計者としての資質を総合的に評価し選定する方式を設計プロポーザル方式という.

（3）実績や技術力で信頼できる設計者を指定して依頼する方式を設計特命方式という.

（4）設計競技方式は，最も優れた設計案を提案した設計者に決める方式で，応募者側の負担は最も小さい.

　　　　a（1）（2）　　b（1）（4）　　c（2）（3）　　d（3）（4）

【正解】c（2）（3）

【解説】

（1）設計入札方式（設計料を最も低く入札したものに設計を依頼する）は，手続きの簡便さ，透明性，機会均等性が保たれるという理由で，公共建築の設計者選定方式として一般的に実施されてきた.ただし，設計者の技量や人柄までを保証するものではない.

（2）設計プロポーザル方式とは，発注者が設計者に求める具体的課題を提示し，課題に対する提案や業務の実施方針，担当者の実績等を提示することで，設計者として必要な資質を持っているかの審査を行う方式である.設計案を選ぶのではなく，設計者としての人を選ぶ方式といえる.

（3）設計特命方式とは，これまでの設計依頼に対する実績から十分に信頼できると思われる場合，あるいは既存施設の設計実績，他の案件における発注者等からの評価から，受注者の意向に基づき，特定の設計者に設計を依頼するケースをいう.

（4）設計競技方式（設計コンペ方式）は，発注者が条件を示して，設計提案を求め，最も優れた設計案を提案したものを決める方式であるが，発注者にとっては示すべき設計条件が施設内で充分に合意されたものである必要があり，加えて応募者にとっても設計図書など資料提出が多く，両者の負担は最も大きい.

問7　施工者の選定方法について正しい組合せはどれか.

（1）見積り合わせ方式は複数の施工者から資料提出を求めるが，随意契約の範疇に含まれる発注方式である.

（2）価格だけでなく，施工品質，環境への配慮，ライフサイクルコスト（LCC）などの技術評価を加味した選定方式を技術提案総合評価方式という.

（3）設計と施工を同時に一括発注するデザインビルド（DB）方式は公共工事には適用できない.

（4）バリュー・エンジニアリング（VE）はプロジェクトの初期段階では効果が小さいといわれる.

　　　a（1）（2）　　　b（1）（4）　　　c（2）（3）　　　d（3）（4）

【正解】a（1）（2）

【解説】

（1）見積り合わせ方式とは，発注者が信頼する数社の施工業者から見積りを提出させ，ネゴシエーションを経て最も適正かつ妥当と考えられる施工者を選定する方式をいう.「特命方式」と並んで随意契約の一つである.

（2）技術提案総合評価方式とは，入札価格を点数化し，さらに施工に際しての技術提案についても加点審査を行い，これらを合算して，最も得点の高い施工者を総合的に選定する方式をいう.

（3）デザインビルド（DB）方式は，近年，建築領域における公共工事でも適用されるようになっている.理由は，建設費の高騰を受け，設計終了後の施工者選定に際して不調・不落が続き，病院建設事業が停滞するケースが多々見られるようになった状況を受け，設計発注時に工事費や工期が決定されるDB方式が発注者に安心感を与えるということなどである.

（4）バリュー・エンジニアリング（VE）方式の，提案を求める時期は多様であるが，実施設計完了後よりも基本設計段階で提案を求めるほうが経済的な施工計画に設計を反映しやすく，VE効果が期待できる.

問8　医療施設の構造・設備について正しいのはどれか.

a　感染症発症患者の隔離室は, 厳重な陽圧の管理が必要である.

b　病院建築の架構形式は, 柱・梁で構成するラーメン構造が一般的である.

c　受水槽の容量は災害時等の断水を考慮し, 可能な限り大きな容量の確保が望ましい.

d　給食設備は感染防止の観点から, すべて病院内に設けなければならないと規定されている.

【正解】　b

【解説】

a　感染症隔離室はウイルス等が拡散するのを防ぐ必要があるので, 陽圧ではなく陰圧対応とすることが一般的である. ただし, 消化器系の疾患などでは, 厳重な陰圧管理が必要というわけではないが, 陽圧にすることはない.

b　構造形式には, 柱・梁からなるラーメン構造のほか, 壁式構造・シェル構造・吊り構造などさまざまあるが, 平面計画の自由度や将来のフレキシビリティーを必要とする病院建築にはラーメン構造が最も有利である.

c　受水槽の容量が大きすぎると, 停滞したいわゆる「死に水」が発生し, 沈殿物の堆積, 残留塩素の消失など水質悪化が生じるという問題が懸念される.

d　従来は院内調理方式が義務化されていたが, 1996 (平成8) 年に解除され, 院外調理方式も認められるようになった. ただし, 院内に温冷管理施設を設けることが条件である.

問9　医療施設の設備について正しい組合せはどれか.

（1）1年間にかかる水道光熱費の合計をライフサイクルコストという.

（2）病院は，工事費に占める設備費用の割合がその他の用途に比べて大きい.

（3）病院は，学校や事務所に比べエネルギー消費量の大きい用途の建物である.

（4）手術室やICU，CCUなどの高い清浄度が要求される室は適度な陰圧を保持する必要がある.

　　　　a（1）（2）　　b（1）（4）　　c（2）（3）　　d（3）（4）

【正解】　c（2）（3）

【解説】

（1）ライフサイクルコストとは，建物を建設するのに必要な建設費と，建築後の運用に際して必要な光熱水費，保全費，修繕・設備等更新費，一般管理費，解体処分費など，建物の一生にかかるすべての費用をいう.

（2）建設工事費は，大きく分けて建築費と設備費からなる.病院は，他の用途の建築に比して，高度な空調設備，大きな電力設備，種類と量の多い昇降機などから，設備費が占める割合が大きい.高度医療を提供する大学病院や急性期病院では，設備費が建築費を上回る例もある.

（3）24時間365日稼働し続ける建物であり，放射線機器やリニアックなどの高エネルギー装置，また多数のコンピュータが設置されるなど，エネルギー消費量は他施設に比べて大きい.

（4）清浄度を保つためには，フィルターを通したきれいな空気を供給し，外部からの空気の流入を避けるために陽圧を保持する必要がある.

> **問10　民間Ｂ病院（300床急性期，開設後45年，複数棟あり）は，敷地内での施設のリニューアルを計画している．発注者に対するコンサルティングとして正しい組合せはどれか．**
>
> （1）敷地には余裕があるので，金融機関で借入可能な最大の資金を使って，見栄えのする抜本的な施設整備を計画するべきだ．
>
> （2）目標とする医療機能や地域でのポジショニングを明確にし，実現可能な事業方針を策定し，それに基づいた施設計画を検討したい．
>
> （3）各建物は老朽化の程度や耐震基準が異なると思われるので，施設各棟の総合的な建物診断を実施したい．
>
> （4）具体的な建て替えのイメージを共有するため，設計事務所を選定し，早急に「たたき台」を作らせる．
>
> 　　　a（1）（2）　　b（1）（4）　　c（2）（3）　　d（3）（4）

【正解】　c（2）（3）

【解説】

（1）クライアントの病院のミッションを明確にし，それに見合った借入を含む資金計画を立てることが必要である．また，現有建物のうち構造的耐用年数を残すものについては，用途転用も含めて改修による再生利用も検討する．

（2）他医療機関との関係から地域におけるクライアントの病院の位置づけ・役割を明確にし，そのうえで事業計画を策定し，それを実現する施設計画を検討すべきである．

（3）建設年次の異なる現有建物について，構造・設備的な性能，諸基準に対する状態などを個別に診断・精査し，それぞれの建物に合った解体・改修などの計画を検討する．

（4）具体的な設計作業（図面化）に入る前に，提供する医療内容を明確にし，病院経営のヴィジョンを明確にする．その際，建築技術者の力を借りることもあるが，具体的な設計図を作成する以前に，建築，技術者には中長期の建築マスタープランの作成を依頼する．

第4章 医業会計・税務の基礎

問1　財務諸表について正しい組合せはどれか.

（1）減価償却や引当金は，発生主義会計によるものである.

（2）損益計算書では，収益－費用＝利益の等式が必ず成立する.

（3）医療機関の経営主体は，地方自治体，社会福祉法人，学校法人，医療法人，医師個人等と多岐にわたるが，依拠すべき会計基準は同一である.

（4）貸借対照表の借方は「資金の調達源泉」を表している.

　　a（1）（2）　　b（1）（4）　　c（2）（3）　　d（3）（4）

【正解】a（1）（2）

【解説】

（1）減価償却は，固定資産の取得価額を耐用年数に応じて各期に配分し費用計上する会計処理である. また，引当金は，将来の費用又は損失の見込額を当期の費用又は損失の金額として処理し，その金額に対応する残高を負債の部に計上する会計処理である. いずれも，費用及び収益を発生に基づきその発生した期間に正しく計上するという発生主義会計に沿ったものである.

（2）収益から費用を差し引いた差額が当期純利益であり，さらに貸借対照表の純資産の部の当期純利益と必ず一致する.

（3）会計基準は，医療法人，地方公共団体，社会福祉法人などの経営主体や業態ごとに会計情報の対象，評価等に関する規範がまとめられている. したがって，医療機関の経営主体によって依拠すべき会計基準は異なる.

（4）貸借対照表の借方は，資産の部であり「資金の運用状況」を表している.「資金の調達源泉」を表しているのは，貸借対照表の貸方であり，負債の部及び純資産の部で構成されている.

問2　キャッシュ・フロー計算書について正しいのはどれか.

a　病院会計準則では業務活動によるキャッシュ・フローの表示形式には, 直接法は認められていない.

b　キャッシュ・フロー計算書は, 経営主体の財政状態を表す.

c　キャッシュ・フロー計算書は, 発生主義で作成しなければならない.

d　病院会計準則では, キャッシュ・フローを業務活動, 投資活動, 財務活動の3つに区分して表示する.

【正解】　d

【解説】

a　業務活動によるキャッシュ・フローの表示形式には, 主要な取引ごとに総額を表示する直接法と, 損益計算書の税引き前当期純利益から誘導した形式で表示する間接法の2つがあり, いずれを採用するかは経営主体の判断に委ねられている.

b　キャッシュ・フロー計算書は経営主体の資金の動きを表すもので, 財政状態を表すものではない. 財政状態を表す財務諸表は貸借対照表である.

c　キャッシュ・フロー計算書は資金の動きを表すものであるので, 発生主義ではなく現金及び現金同等物の資金の動きを表すよう作成しなければならない.

d　キャッシュ・フロー計算書とは1会計期間における経営主体の現金及び現金同等物の動きを表すもので, 病院会計準則では業務活動, 投資活動, 財務活動の3つに区分して表示することとされている.

問3　経営指標について正しいのはどれか.

a　固定長期適合率（％）は，次の算式で計算される.

$$\frac{固定資産}{（固定負債＋純資産）} \times 100$$

b　医業収益経常利益率は，安全性分析に利用される.

c　流動比率（％）は，次の算式で計算される.

$$\frac{流動資産}{総資産} \times 100$$

d　自己資本比率は，収益性分析に利用される.

【正解】　a

【解説】

a　固定長期適合率は，財務状態の安定性を示す指標の一つで，他人資本のうち安定的財源である固定負債と，自己資本の合計に対する固定資産の比率によって算出される.

b　医業収益経常利益率は，医業収益（売上高）に対する経常利益の比率であり，医業収益に対してどのくらいのコストがかかり，利益がどの程度確保されているかを示す直接的な指標である. 収益性分析に利用される.

$$医業収益経常利益率 ＝ \frac{経常利益}{医業収益（売上高）}$$

c　流動比率は，流動負債に対する流動資産の比率であり，一年以内に支払いを要する債務に対して一年以内に資金化可能な資産がどの程度確保されているか，短期的な支払資金の余裕度を示すものである.

$$流動比率 ＝ \frac{流動資産}{流動負債}$$

d　自己資本比率は，総資本に対する純資産（自己資本）の比率であり，総資産に対する元手と剰余金によって調達された部分の割合を示す指標で，自己資本比率が高いほど経営の安定度が高い. 安全性分析に利用される.

$$自己資本比率 ＝ \frac{純資産（自己資本）}{総資本}$$

問4　損益分岐点分析について正しいのはどれか.

a　役員報酬は変動費である.

b　固定費が減ると損益分岐点は低くなる.

c　費用は売上高との関連に応じて, 売上高に比例する変動費と, 売上高に反比例する固定費に分けることができる.

d　減価償却費は, 変動費にも固定費にも含めない.

【正解】b

【解説】

a　役員報酬を含む給与・賞与は, 売上高の増減に関係なく一定額が発生するため固定費である.

b　損益分岐点とは, 収益と費用が同額になる水準の売上高である. 下記の算式により算出する.

$$損益分岐点売上高 = \frac{固定費}{1 - \dfrac{変動費}{売上高}}$$

分子である固定費が減ると算式による数値も減少するため, 損益分岐点は低くなる.

c　変動費は, 売上高に比例して増減する. 変動費には, 医薬品費, 診療材料費, 給食材料費, 検査委託費などがある. 固定費は, 売上高に反比例するのではなく, 売上高の増減に関係なく一定額が発生する. 固定費には, 給与費, 減価償却費, 賃借料, リース料などがある.

d　減価償却費は, 耐用年数に応じて固定資産の取得価額を一定額または一定率費用化したものである. 売上高の増減に関係なく一定額が発生するので固定費となる.

問5　病院会計準則について正しいのはどれか.

a　経営主体の異なる各種病院の「施設会計」の準則である.

b　医療法第50条の2に規定される「一般に公正妥当と認められる会計の慣行」を具体化するものである.

c　医療法人は病院会計準則に基づき財務諸表を作成し, 外部報告しなければならない.

d　附属明細表の一つとして「関係事業者との取引の明細表」がある.

【正解】　a

【解説】

a　病院会計準則は, 病院の経営成績と財政状態を適正に把握し, 病院経営の改善・向上に資することを目的として1965（昭和40）年に制定されたもので, 経営主体の異なる各種病院の財政状態及び運営状況を体系的, 統一的に捉えるための「施設会計」の準則である.

b　医療法50条の2に規定される「一般に公正妥当と認められる会計の慣行」を具体化しているのは, 医療法人会計基準である.

c　多くの医療施設を運営する医療法人について設定された統一的な会計規範の一つが医療法人会計基準であり, 一定規模以上の医療法人は医療法人会計基準に基づき財務諸表を作成し, 外部報告することとされている.

d　医療法人会計基準において, 関係事業者との取引に関して注記が求められるとともに「関係事業者との取引の状況に関する報告書」を提出しなければならないが, 病院会計準則においてはそのような規定はない.

問6　医療法人会計基準について正しい組合はどれか.

（1）重要性がある場合に限り税効果会計を適用する.

（2）棚卸資産の評価基準及び評価方法は，期間損益に著しい弊害がない限り最終仕入原価法も採用できる.

（3）退職給付引当金の計上に当たって，すべての医療法人は簡便法を採用できる.

（4）所有権移転外ファイナンス・リース取引に，賃貸借処理は認められていない.

　　　a（1）（2）　　　b（1）（4）　　　c（2）（3）　　　d（3）（4）

【正解】a（1）（2）

【解説】

（1）税効果会計とは，貸借対照表に計上されている資産及び負債の金額と課税所得の計算の結果算定された資産及び負債の金額とに差異がある場合において，当該差異に係る法人税額等の金額を適切に期間配分することにより，法人税等を控除する前の当期純利益の金額と法人税等の金額を対応させるための会計処理である．医療法人会計基準においては，税効果会計は原則的に適用するが，差異の金額に重要性がない場合には適用しないことができる.

（2）棚卸資産の評価基準及び評価方法は，先入先出法，移動平均法，総平均法の中から選択適用することを原則とするが，最終仕入原価法も，期間損益の計算上著しい弊害がない場合には認められる.

（3）退職給付引当金は，将来の退職給付のうち当期の負担に属する金額を当期の費用として引当金に繰入れ，退職給付に係る見積債務額を引当金として貸借対照表の負債の部に計上する会計処理である．企業会計基準では，原則として従業員数300名未満の企業等は簡便法を採用できる．加えて，医療法人会計基準では，前々会計年度末日の負債総額が200億円未満の医療法人は，期末要支給額などを用いて退職給付債務や退職給付費用を計算する簡便法を適用することができる．したがって，これらの要件を満たさなければ原則法によらなければならない.

（4）ファイナンス・リース取引は，通常の売買取引にかかる方法に準じて会計処理を行うことを原則とするが，以下の場合には，賃貸借処理を行うことができる.

　①リース取引開始日が，本会計基準の適用前の会計年度である所有権移転外ファイナンス・リース取引.

　②リース取引開始日が，前々会計年度末日の負債総額が200億円未満である会計年度である所有権移転外ファイナンス・リース取引.

　③1契約におけるリース料総額が300万円未満の所有権移転外ファイナンス・リース取引.

問7　医療法人の監査について正しいのはどれか.

a　医療法人は，会計年度終了後2ヵ月以内に監事の監査報告書を都道府県知事に届け出なければならない.
b　診療所のみを有する医療法人は，監事の監査を受けなくてもよい.
c　監事の監査報告書は，医療法人の主たる事務所に備置しなければならない.
d　一定規模以上の地域医療連携推進法人は，公認会計士の監査を受けなくてはならない.

【正解】　c

【解説】

a　医療法第52条において，医療法人は会計年度終了後3ヵ月以内に事業報告書等，及び監事の監査報告書等を都道府県知事に届け出なければならないと定められている．届出期限は，2ヵ月以内ではなく3ヵ月以内である.

b　医療法第46条の5及び第46条の8において，医療法人は役員として3名以上の理事及び1名以上の監事を置くこと，監事の職務は，医療法人の業務及び財産状況を監査することと定められている．従って，診療所のみを有する医療法人であっても，監事の監査を受けなければならない.

c　医療法第51条の4において，監事の監査報告書は，医療法人の主たる事務所に備えて置き，その社員若しくは評議員又は債権者から請求があった場合には，正当な理由がある場合を除いて閲覧に供しなければならないと定められている.

d　医療法第51条の4及び第70条の14において，地域医療連携推進法人は，その規模にかかわらず，すべて外部監査の導入が義務付けられている.

問8　医療法人の基金制度について正しいのはどれか.

a　基金は，社会医療法人と特定医療法人が採用できない制度である.

b　基金には返還義務がない.

c　基金として拠出できるのは，金銭あるいは有価証券のみである.

d　基金には，低い利率であれば利息を付すことができる.

【正解】　a

【解説】

a　基金制度を利用する医療法人が，社会医療法人の認定又は特定医療法人の承認を受けようとする場合は，拠出者に基金を返還する等，定款から基金に関する定めを削除することが必要となる．したがって，社会医療法人と特定医療法人は基金制度を採用できない.

b　基金とは，社団である医療法人（持分の定めのあるもの等を除く）に拠出された金銭その他の財産であって，当該社団医療法人が拠出者に対して厚生労働省令及び当該医療法人と当該拠出者との間の合意の定めるところに従い返還義務を負うものである.

c　基金には，金銭その他の財産の拠出が可能である．金銭あるいは有価証券のみならず，医療機器や設備備品その他の財産でも可能である.

d　基金には，たとえ低い利率でも利息を付することができない.

問9　医療機関の消費税について正しいのはどれか.

a　売上のすべてが社会保険医療である医療機関が，医薬品や診療材料の仕入れ
　　に際し，支払った消費税は控除対象外消費税となる.

b　保険診療にかかる収入の大部分は課税取引である.

c　減価償却費は課税取引である.

d　医療機関の「損税問題」とは，消費税を患者に転嫁することである.

第4章

【正解】　a

【解説】

a　消費税の仕組みにおいて非課税売上がある場合，支払った消費税のうち非課税売
　　上に対応する額は控除できない控除対象外消費税となる. 社会保険医療は非課税
　　取引とされるので，売上のすべてが社会保険医療の場合には，支払った消費税は
　　控除対象外消費税となる.

b　社会保険医療，老人保健施設療養，公費負担医療，公害・労災・自賠責医療など
　　保険診療にかかる収入の大部分は非課税取引である.

c　減価償却費は不課税取引である.

d　医療機関が自ら支払った消費税を最終消費者である患者に転嫁できず，自らが最
　　終消費者になってしまう問題を医療機関の「損税問題」という.

問10　社会福祉法人会計基準について正しいのはどれか.

a　従来の基準との選択適用が認められている.

b　事業区分別の財務諸表を作成しなければならない.

c　財務諸表は, 法人全体ばかりでなく地域別に作成しなければならない.

d　財務諸表は, 資金収支計算書, 損益計算書, 貸借対照表である.

【正解】　b

【解説】

a　2012（平成24）年に新しい社会福祉法人会計基準が制定され, 猶予期間を経て, 2015（平成27）年4月よりすべての法人に新しい基準が適用されることとなった.

b　2012（平成24）年に大幅に改正された社会福祉法人会計基準では, 財務諸表を法人全体だけでなく, 事業区分別, 拠点区分別, サービス区分別に作成することとされている.

c　法人全体, 事業区分別, 拠点区分別, サービス区分別に作成することとされており, 地域別に作成することは求められていない.

d　作成する財務諸表は, 資金収支計算書, 事業活動計算書, 貸借対照表である.

第5章
医業経営診断

IIIIIIIIIIIIIIIIIIIIIIIIIIIIIIIIIIIIIIIIIIIIIIIIIIIIIIIIIIIIIII

問1　診療圏分析について正しい組合せはどれか.

（1）医療需要の分析では，医療圏の将来推計患者数や疾病構造の分析を行うことにより，地域の特性を把握することが重要である.

（2）自院の将来推計患者数は，診療圏の受療率と将来推計人口で算出した患者数にシェア率を乗じて算出できる.

（3）商業圏分析（ハフ・モデル）は，比較的診療圏が広い場合に有効である.

（4）診療圏分析において第一に行うべきことは，診療圏内の自院の役割・ポジショニングの把握である.

　　a（1）（2）　　b（1）（4）　　c（2）（3）　　d（3）（4）

【正解】a（1）（2）

【解説】

（1）医療需要の分析では，設定した診療圏内の人口分析と患者数分析をとおして将来推計患者数を算出するとともに，現在の疾病構造を把握することが重要である.

（2）自院の将来推計患者数は以下の手順で算出する.

　　①自院の診療圏内の直近人口と将来推計人口（国立社会保障・人口問題研究所等）を年齢階級別に集計する.

　　②直近の患者調査の受療率（厚生労働省）の都道府県別・傷病分類別・年齢階級別の人口10万人対受療者数に，①の年齢階級別直近人口を乗じて診療圏内の患者数を算出し，自院のシェア率を求める.

　　③自院の診療圏内の年齢階級別将来推計人口に，都道府県別・傷病分類別・年齢階級別受療率及び②で求めたシェア率を乗じて自院の将来推計患者数を算出する.

（3）本来は小売店の立地選定と商圏内でのシェアを高めるための調査分析手法であるハフ・モデルは，一般的には比較的診療圏が狭い場合（1市町村内等）の診療圏分析に活用される.

（4）診療圏分析において第一に行うべきことは，当該医療機関の診療圏の設定とその診療圏内における医療需給の概況の把握である.

問2　医療関連統計について正しいのはどれか.

a　医療施設調査の静態調査は毎月, 動態調査は3年毎に行われている.

b　受療行動調査は, わが国の人口の動向を恒常的に調査するものであり, 出生数, 死亡数等を把握するものである.

c　患者受療の状況や受けた医療に対する満足度などを調査するのが患者調査である.

d　患者調査の対象には, 病院だけでなく診療所も含まれる.

【正解】　d

【解説】

a　医療施設調査は, 病院及び診療所の分布及び整備の実態を明らかにするとともに, 医療施設の診療機能を把握し, 医療行政の基礎資料を得るためのものであり, 静態調査は3年毎, 動態調査は毎月行われている.

b　受療行動調査とは, 全国の医療施設を利用する患者について, 受療の状況や受けた医療に対する満足度等を調査することにより, 患者の医療に対する認識や行動を明らかにし, 今後の医療行政の基礎資料を得ることを目的とした調査である. 出生数, 死亡数などの調査は, 人口動態調査で行われている.

c　患者調査は, 病院及び診療所を利用する患者について, その傷病の状況等の実態を明らかにし, 医療行政の基礎資料を得るための調査である. 調査項目としては, 推計患者数や推計退院患者数, 受療率などがあげられる. 患者受療の状況や受けた医療に対する満足度などは, 受療行動調査で行われている.

d　患者調査は, 全国の医療施設を利用する患者を対象として, 病院の入院は二次医療圏別, 病院の外来及び診療所は, 都道府県別に層化無作為抽出した医療施設を利用した患者であり, 診療所も含まれている.

問3　医業収支分析について正しいのはどれか.

a　診療単価とは，患者1人1日当たりの医業収益をいう.

b　入院患者Zグラフ分析とは，医業収益や医業費用の各項目の額や伸び率など
を比較することで，収益と費用の問題点を把握することに用いられる.

c　入院診療単価の投薬料を見る場合，院外処方の状況に応じて比較対象とする
施設を選定する必要がある.

d　人件費については,一般的に対医業収益比率で60～65％が適正といわれる.

【正解】　a

【解説】

a　診療単価とは，患者1人1日当たりの医業収益である．一般的には，医業収益を
期間の延患者数で除して算出される.

b　入院患者Zグラフ分析とは，月次単位の患者数、年度の累計患者数、12ヵ月間の
合計患者数をグラフ化したものである．主に患者数の変動や近い将来の推測を行
うために使用される分析手法の一つである.

c　院外処方の状況に応じて比較対象とする施設を選定する必要があるのは，外来診
療単価を見る場合である.

d　人件費の対医業収益比率については，その医療機関のもっている機能により異なっ
てくることが一般的である．特に急性期機能をもった病院と慢性期機能をもった
病院では，適正な人件費率は大きく異なってくる．そのため，人件費率ではなく,
労働分配率（＝人件費÷付加価値額）を生産性の指標として使用するケースが往々
にしてある.

第5章

問4　財務体質診断について正しいのはどれか.

a　財務会計の目的は，経営管理という経営組織内部にかかるものである.

b　財務体質診断を行う場合，損益計算書の健全性を分析することにより判断することができる.

c　正味運転資金は,「(固定負債＋自己資本) －固定資産」で求めることができる.

d　運転資金の増減結果は，損益計算書に要約され，これから正味運転資金を算出することができる.

【正解】　c

【解説】

a　財務諸表の作成目的には，外部報告目的としての財務会計と内部管理目的としての管理会計がある. 財務会計は，外部の利害関係者に対しての経営成績・財政状態の報告，情報開示などの外部報告目的に資するための会計である.

b　財務体質診断においては，財務諸表にもとづく各種指標により，収益性，効率性，安全性などの分析を行う. 損益計算書からは主に収益性に関する分析を行うことができる.

c　正味運転資金は実質的な運転資金を示す指標であり，流動資産と流動負債の差額として表される. 貸借対照表の構成からすると「(固定負債＋自己資本) －固定資産」としても表すことができる.

d　運転資金の増減結果は貸借対照表に集約され，正味運転資金も貸借対照表から算定される.

問5　経営プロセス分析について正しいのはどれか.

a　SWOT（Strengths Weaknesses Opportunities Threats）分析
は「機会」,「強み」,「弱み」の3つの情報から自院の方向性を決定する分析
手法である.

b　診療プロセス分析において, 急性期の医療体制を分析する項目の代表例とし
て, 平均在院日数, 患者紹介率, DPCへの移行などがある.

c　医療機関における医療安全管理体制は, 病院の個々の事情により任意に構築
することとされており, 特に法的に義務付けられていない.

d　自院の診療圏における傷病別患者数シェア率分析において, シェア率の低い
傷病については関連する診療体制を強化することが最重要課題である.

【正解】b

【解説】

a　SWOT分析は, 現在の医療環境において, 自院にどのような機会（Oppor-
tunities）, 脅威（Threats）, 強み（Strengths）, 弱み（Weaknesses）が
存在しているのかを分析・評価し, これらの4つの情報から自院の今後の方向性
を決定する上での, 重要な分析手法の一つである.

b　診療プロセス分析における急性期の医療体制を分析する項目としては, 平均在院
日数, 患者紹介率, DPCへの移行のほかに, 在院日数別分布, 入院経路分析,
人員配置基準, 構造設備基準, クリニカルパス導入と退院計画, クリニカルパス
使用状況, 適用率, 救急患者の受け入れ体制, 看護体制, オペ室効率などがあげ
られる.

c　医療法第6条の12では,「病院・診療所・助産所の管理者は, 厚生労働省令で定
めるところにより, 医療の安全を確保するための指針の策定, 従業者に対する研
修の実施その他の当該病院, 診療所又は助産所における医療の安全を確保するた
めの措置を講じなければならない.」と示されている.

d　自院の診療圏における傷病別患者数シェア率分析においては, シェア率（地域に
おける占有率）だけでなく, 院内における患者構成比も検討する必要がある. 院
内の患者構成比が高く, シェア率の低い傷病については, 入院患者の更なる獲得
が今後の課題の一つといえる.

問6　患者動向診断について正しいのはどれか.

a　ＤＰＣによる包括評価は，入院基本料，検査，投薬など包括評価部分と，ドクターフィー的な手術料，麻酔料などの出来高部分から構成されている.

b　ＤＰＣ制度における「診断群分類ごとの１日当たり包括点数」は，在院日数が長い方が点数が高く設定されている.

c　入院診療単価は，入院収益を入院実患者数で割って算出する.

d　平均在院日数は，

$$\frac{在院患者延数}{（新入院患者数＋救急患者数）／2}$$

で求められる.

【正解】　a

【解説】

a　ＤＰＣによる包括評価は，診断群分類毎に設定される包括評価部分と，出来高評価部分の合計額で評価される. 包括評価部分は，１日当たり点数（３段階の階段設定）に在院日数と医療機関毎に設定された係数（医療機関別係数）を乗じて算出される.

b　ＤＰＣ制度は，入院期間中における医療資源の投入量を考慮して点数が設計されており，「診断群分類毎の１日当たり包括点数」は，入院日の経過とともに点数が逓減される設計となっている. つまり，在院日数が短い患者の方が，点数が高く設定されている.

c　入院診療単価とは，入院患者１人１日当たり医業収益である. 一般的には、入院医業収益を期間の入院延患者数で除して算出される.

d　平均在院日数とは，患者１人がどれくらいの期間入院しているかをみる指標であり，

$$\frac{在院患者延数}{（新入院患者数＋退院患者数）／2}$$

により算出される.

問7　人材組織活性化診断について正しいのはどれか.

a 組織内で人材育成は, Off-JT (Off the Job Training) を中心に実施し, Off-JT 90%, OJT (On the Job Training) 10%程度の割合が一般的である.

b 職員満足度調査は, 一部の職員を対象に院内の職員が集計・分析を行うことが有効である.

c 職員の採用計画は, 医療法や診療報酬で定められている職員数を満たせるかどうかで決める.

d 職員効率化診断において, 職種別・部門別の配置人数や職種別・年齢構成別の比較分析を行うことが有効である.

【正解】 d

【解説】

a 組織内での人材育成においては一般的に, 日常の仕事の場を通して計画的, 継続的に指導教育する職場内訓練 (OJT) が90%程度, Off-JT が10%程度といわれている.

b 患者満足を達成するためにはまず職員の職場に対する満足感が重要であり, これを測る手法として職員満足度調査がある. 調査は全職員を対象とし, 外部のコンサルタントを利用して集計・分析することが有効である.

c 職員の採用計画は単に医療法や診療報酬で定められている職員数を満たせるかどうかだけでなく, どのような能力をもった人材を採用するかといった法人の経営計画に沿った採用計画とすべきである.

d 職員効率化診断では, 職種別の法定人員, 診療報酬上及び業務上の必要人員が満たされているかを分析する. また, 職種別の給与単価の評価を行い, 課題の把握と是正を行う. そのためには職種別, 部門別, 年齢構成別の比較分析が有効である.

問8　施設効率性診断について正しいのはどれか.

a　病床の個室化率が高まると, １床当たりの面積は増加する傾向にある.

b　ライフサイクルコスト(LCC)とは、「初期投資費用」を除く,「施設運営費」「改修や解体処分にかかる費用」など施設の生涯にわたっての必要費用をいう.

c　投資の回収期間の長短により可否を判断する方法を投下資本利益率法という.

d　省エネルギーのための事業資金の調達ファイナンスの他, 診断や施工, 検証, 運営などを行う事業手法のことをNEDOという.

【正解】　a

【解説】

a　施設運営における適切な施設供給の分析手法として施設規模分析がある. 単位面積評価はその一手法であり, １床当たりの総面積, １床当たりの病棟面積が指標にあげられる. 多床室が個室に切り替わると, 必然的に１床当たりの面積は増加するため, １床当たりの総面積, 病棟面積とも増加する傾向にある.

b　ライフサイクルコスト（LCC）とは土地の取得から改修や解体処分にかかるまでの施設の生涯にわたっての必要な費用をいい, 初期投資費用も含まれる.

c　設備機器の投資評価の主な手法として, 投資の回収期間の長短により可否を判断する回収期間法と投下資本に対する利益率の大小により収益性を判断する投下資本利益率法がある. 投資の回収期間に着目する評価方法は回収期間法である.

d　省エネルギーのための事業資金の調達ファイナンスの他, 診断や施工, 検証, 運営などを行う事業をESCO（Energy Service Company）事業という. NEDOは新エネルギー・産業技術総合開発機構の略称である.

問9　情報化診断について正しい組合せはどれか.

（1）データウェアハウス（DWH）とは，電子カルテや各部門システムのデータをDWHサーバに蓄積し，経営分析などに活用できるようにしたデータの集合体をいう.

（2）システム監査基準は，品質が管理され，有効かつ効率的なシステム監査を実現するためのシステム監査人の行為規範である.

（3）病院情報システムは，オーダーエントリーシステムなどの部門システムと，検査・給食といった院内各部門内で導入されている基幹系システムに大別される.

（4）厚生労働省による「医療情報システムの安全管理に関するガイドライン」は，医療情報を受託管理する情報処理事業者が対象である.

　　　　a（1）（2）　　　b（1）（4）　　　c（2）（3）　　　d（3）（4）

【正解】a（1）（2）

【解説】

（1）データウェアハウス（DWH）とは情報の倉庫の言葉どおり，業務システムのデータベースに格納されているデータの中から，意思決定を支援する目的でデータ抽出・収集，整理・蓄積して活用できるようにしたデータの集合体をいう.

（2）システム監査は，経済・社会において不可欠な情報システムに想定されるリスクを適切にコントロール・運用するための手段の一つであり，システム監査を実施するシステム監査人の行為規範及び監査手続の規則を規定するものとして，システム監査基準が経済産業省より公表されている（最終改訂2018（平成30）年4月20日）.

（3）病院情報システムのうち，電子カルテやオーダリングシステムなどを基幹系システムといい，病院部門内の業務処理を支援する目的で構築される情報システムを部門システムという.

（4）2017（平成29）年5月の改正個人情報保護法の施行にあわせて公表された「医療情報システムの安全管理に関するガイドライン」は，医療に関する患者情報を電子的に取り扱う情報システム・機器類を管理する組織体が準拠しなければならないものである. 医療情報を受託管理する情報処理業者を対象としたものは「医療情報を受託管理する情報処理事業者における安全管理ガイドライン」である.

問 10　介護サービス別収支構造の傾向について正しいのはどれか.

a　施設系サービスでは，減価償却費の割合が低い.

b　施設系サービスは，他の介護サービスと比べて比較的事業規模が小さい.

c　訪問系サービスでは，収入が増えるのに比例して人件費も増える.

d　福祉用具貸与サービスでは，人件費比率が高く，一般経費などのその他事業費用の割合が低い.

【正解】　c

【解説】

a　施設規模が大きい施設系サービスの減価償却費の割合は当然に高い.

b　介護老人福祉施設，介護老人保健施設，介護療養型医療施設及び介護医療院等の施設系サービスは，要介護者を入所させて介護サービスや医療サービスを提供する業態であるため，訪問系サービスや地域密着型介護サービスの事業者と比較すると施設規模が大きい.

c　訪問介護，訪問入浴介護，訪問看護及び訪問リハビリテーションなど訪問系サービスは，介護職員が居宅を訪問し介護サービスを提供する業態のため，収入の増減に比例して人件費が増減する.

d　福祉用具貸与サービスは福祉用具のレンタルや販売をする業態であり，自由価格であるレンタル料金には福祉用具の搬送費やメンテナンス料等を含み，販売には福祉用具の仕入が不可欠であるために，他の介護サービス事業に比して人件費比率が低く，一般経費等のその他事業費の割合が高い.

問1　リハビリテーション料を算定する場合の実施単位数は，従事者1人につき1日18単位が標準であるが，1単位当たりの実施時間 （ア） 分と従事者1人当たり1週間の実施回数上限 （イ） 単位の正しい組合せはどれか．ただし，1日24単位を上限とする．

a　（ア）：20　（イ）：108
b　（ア）：20　（イ）：100
c　（ア）：30　（イ）：100
d　（ア）：30　（イ）：108

【正解】a

【解説】

　従事者1人におけるリハビリテーション算定単位数は，【通知】「診療報酬の算定方法の一部改正に伴う実施上の留意事項について」により，「なお，当該リハビリテーションの実施単位数は，従事者1人につき1日18単位を標準とし，週108単位までとする．ただし，1日24単位を上限とする．また，当該実施単位数は，他の疾患別リハビリテーション及び集団コミュニケーション療法の実施単位数を合わせた単位数であること．この場合にあって，当該従事者が心大血管疾患リハビリテーションを実施する場合には，実際に心大血管疾患リハビリテーションに従事した時間20分を1単位とみなした上で計算するものとする．」と規定されている．

　1単位あたりは20分で計算されるため，仮に1日18単位実施したとすると，勤務時間8時間のうち6時間（20分×18単位＝360分）を患者へのリハビリテーションに従事したことになる．

問2　ＢＳＣ（Balanced Score Card）の特徴について正しい組合せはどれか.

（1）戦略とビジョンを各職種, 各層に分かりやすく具体的に落とし込むことによって, 戦略の実行に適切に対応できる.

（2）４つの視点の因果連鎖を考慮することによって, 財務的指標と非財務的指標のバランスを取りながら, 経営戦略の実行ができる.

（3）財務, 顧客, 経営者, 学習と成長という４つの基本視点における適切な指標による業績評価ができる.

（4）学習と成長の視点は, 病院が, 短期的な成長と経営改善を実行するために構築しなければならない組織改革は何かを明らかにすることである.

a （1）（2）　　b （1）（4）　　c （2）（3）　　d （3）（4）

【正解】 a （1）（2）

【解説】

　ＢＳＣ（バランスドスコアカード）は1992（平成4）年に管理会計ツールとして発表されて以来, 戦略的経営システムという経営支援システムへと変化を遂げてきた. 経営戦略とビジョンを明確化し, これを各職種, 各層に分かりやすく具体的に落とし込むよう作られている.

　財務, 業務プロセス, 顧客, 学習と成長の４つの視点における適切な指標による業績評価を実施し, ４つの視点の因果連鎖を考慮することで, 財務的指標と非財務的指標のバランスをとりながら経営戦略を実行できる特徴がある.

　財務の視点では生産性向上や収益増大などのテーマ, 顧客の視点ではビジョンを達成するために顧客に提示すべきこと, 業務プロセスの視点では戦略達成のために達成すべき業務プロセス, 学習と成長の視点では長期的な成長と経営改善を実行するために構築しなければならない組織改革目標をそれぞれ明らかにし, これらの各項目と因果連鎖を考慮しながら戦略の実行を支援するといったことが考えられる.

> 問3　2013（平成25）年度より実施された医療計画では，5疾病・
> 5事業及び在宅医療について，必要な医療機能と各医療機能を
> 担う医療機関等の名称等を記載している．これは，何を目指し
> たものか．下記の中から正しいものを選べ．
>
> a　医療連携体制
> b　地域包括ケアシステム
> c　病床機能報告制度
> d　2025年改革シナリオ

【正解】　a

【解説】

a　2006（平成18）年の第5次医療法改正において，厚生労働大臣が医療提供体制確保のための基本方針を定め，都道府県が地域の実情に応じて医療計画を定めることとされた．2013（平成25）年医療計画では，5疾病，5事業，在宅にかかる医療連携体制構築に向けた各医療機関の医療提供機能及び名称を提示しており，医療連携体制が中心的な役割を占めている．

b　地域の実情に応じ，高齢者が，可能な限り住み慣れた地域でその有する能力に応じ自立した日常生活の支援が包括的に確保される体制を目指している．これを「地域包括ケアシステム」という．

c　2014（平成26）年医療介護総合確保推進法において，一般病床・療養病床を有する病院・診療所が，自らが担っている医療機能の現状と今後の方向性について，病棟単位で都道府県に報告する仕組みが導入された．これを「病床機能報告制度」という．

d　社会保障と税の一体改革において，団塊の世代が皆75歳以上の後期高齢者となる2025（令和7）年を見通した医療・介護サービスの提供体制の将来像が「2025年ビジョン」として示され，この中で，医療・介護サービス提供体制のあるべき姿を示したものが「2025年改革シナリオ」である．

第6章

**問4　ある病棟における入院患者の状況は以下のとおりであった.
1ヵ月の平均在院日数について正しいのはどれか
（小数点以下端数が出た場合は切り上げとする）.**

A病棟1ヵ月の在院患者延数：1,500人，1ヵ月の新入院患者数：130人，
1ヵ月の退院患者数：120人
　　　a　6日
　　　b　12日
　　　c　15日
　　　d　25日

【正解】　b

【解説】

　平均在院日数とは，患者1人がどれくらいの期間入院しているかをみる指標であり，つぎの算式で算出される. 新入院・退院患者数とは，その対象期間中に，新たに入・退院した患者をいい，入院したその日に退院あるいは死亡した患者も含んだ数字である.

$$平均在院日数（日）＝\frac{在院患者延数}{（新入院患者数＋退院患者数）／2}$$

$$今回のケースであれば　\frac{1,500人}{（130人＋120人）／2}＝12　と算出される.$$

　2018（平成30）年の病院報告によると，病院の平均在院日数は27.8日であり，前年に比べ0.4日短くなっている. 病床の種類別にみると，「精神病床」は265.8日で前年に比べ1.9日短く，「療養病床」は141.5日で前年に比べ4.8日短くなっている. また「一般病床」は16.1日で前年に比べ0.1日短くなっている. さらに同じ疾患でも，医療の進歩などにより入院期間は短縮されており，平均在院日数は経年短くなっているといえる. また患者調査によると，年齢階級別では年齢階級が上がるに従い退院患者の平均在院日数は長くなっている傾向にある.

> **問5　医療法の医師標準人員数について医師数が1人増加になる説明で正しい組合せはどれか（＊注記　入院・外来とも歯科，矯正歯科，小児歯科および歯科口腔外科の患者を除く）.**
>
> （1）一般病床の患者が16人増えるごとに.
> （2）外来患者（耳鼻咽喉科・眼科は除く）が40人増えるごとに.
> （3）精神病床の患者が16人増えるごとに.
> （4）療養病床の患者が32人増えるごとに.
>
> 　　　a（1）（2）　　　b（1）（4）　　　c（2）（3）　　　d（3）（4）

【正解】a（1）（2）
【解説】
　医療法では，一般病院における必要な医師数は次のように規定されている.

> （医療法施行規則第19条）
> 医師　精神病床及び療養病床に係る病室の入院患者の数を三をもって除した数と，精神病床及び療養病床に係る病室以外の病室の入院患者（歯科，矯正歯科，小児歯科及び歯科口腔外科の入院患者を除く.）の数と外来患者（歯科，矯正歯科，小児歯科及び歯科口腔外科の外来患者を除く.）の数を二・五（耳鼻いんこう科又は眼科については,五）をもって除した数との和（以下この号において「特定数」という.）が五十二までは三とし，特定数が五十二を超える場合には当該特定数から五十二を減じた数を十六で除した数に三を加えた数

　上記を算式にしたものが次の式である.

$$\left[A + \frac{B}{3} + \frac{C}{2.5} - 52 \right] \div 16 + 3 = 医療法標準医師数$$

A　：　精神・療養病床以外の入院患者数（1日当たり）
B　：　精神・療養病床の入院患者数（1日当たり）
C　：　外来者数（1日当たり），ただし耳鼻咽喉科・眼科については5で除す

　括弧内の特定数が52までは，医師数は3人で規定を満たすことになる. また特定数が52を超える場合には，特定数から52を減じた数を16で除した数に3を加えた医師数が必要になる.
　よって，一般病床では16人，精神・療養病床では48人（16×3），外来患者（耳鼻咽喉科・眼科は除く）であれば40人（16×2.5）増えるごとに医師数を1人増加する必要があるといえる.

問6　次の文章は一般病棟における10対1一般病棟入院基本料の施設基準の一部を記述したものである.

「当該病棟において，1日に看護を行う看護職員の数は，常時，当該病棟の入院患者の数が10又はその端数を増すごとに1以上であること.」

過去1年間の一般病棟入院患者数の1日当たり平均が60人であった.

10：1看護のために必要な当該病棟における1日に勤務すべき看護職員配置数で，正しいのはどれか.

a　6人
b　12人
c　18人
d　24人

【正解】　c

【解説】

入院料の施設基準における看護職員の数は，「1勤務帯8時間で1日3勤務帯を標準として，月平均1日当たりの要件を満たしていること」と，「基本診療料の施設基準等及びその届出に関する手続きの取扱いについて」より規定されている.

ここでの3勤務帯とは，日勤・準夜勤・深夜勤を指し，それぞれの勤務帯に施設基準を満たす看護配置が必要となる.算式としては，次のとおりになる.

〈1日当たり必要看護職員の数〉

> 1日当たり必要看護職員数＝1日患者数（病棟合計）÷看護基準人員数（7：1であれば7）×3
> 必要配置看護職員数　　＝1日患者数÷看護基準人員数　×3　×365　÷　出勤日数

今回のケースでは，60人÷10（10：1）×3＝18人が1日当たり必要な看護要員の数となる.

2018（平成30）年度の診療報酬改定で一般病棟入院基本料が再編・統合され，〔7：1〕〔10：1〕が「急性期一般入院基本料」に，〔13：1〕〔15：1〕は「地域一般入院基本料」とされたことから，急性期を指向する場合は〔10：1〕以上にすることが必要となる.このように看護職員をどう配置するかにより病棟編成は変わってくる.病棟編成は病院（入院）収入に直結するため，看護職員の配置は病院経営を考える上で重要な要素の一つといえる.

> **問7　ベンチマーキング（Benchmarking）のメリットについて**
> **正しい組合せはどれか.**
>
> （1）実際に存在する病院の指標を使うため，あるべき姿に向けた高い目標設定ができる.
> （2）改善すべき点が明確になり，改善作業が具体的に進められる.
> （3）理論的な数値に基づいた目標のため,改革内容が院内で受け入れられやすい.
> （4）機能の異なる病院と比較することで，自院の経営指標の経年変化を把握できる.
>
> 　　　a（1）（2）　　b（1）（4）　　c（2）（3）　　d（3）（4）

【正解】a（1）（2）

【解説】

　ベンチマーキングとは，病院経営の抜本的改革を図るために，優れた医業経営を実践している医療機関と自院との比較・分析から自院の問題点を明確にして変革を実現する手法である．実際に存在するトップレベルの病院経営指標を使うことで，あるべきレベルとのギャップを認識でき，あるべき姿勢に向けた高い目標設定ができる.

　また，理論的に考えられる数値ではなく実際に存在する病院の指標に基づいて目標値を設定するため，改善すべき点が明確となり，改善作業を具体的に進めることができ，改革内容も院内で受け入れられやすいといったメリットがある.

　なお，比較するベンチマークとして同様な機能の病院や他の業界の同一部門など自院にとって最適なベンチマークを選択することが大きなポイントである.

問8　一般に，市場におけるシェアの大きさによって４つのポジションに分けられるが，それぞれのポジションの説明について正しい組合せはどれか．

（1）マーケットリーダーは，一番手のトップシェア企業であり，安定的なトップシェアは26.1％以上（クープマン目標値）といわれている．

（2）チャレンジャーは２番目のシェアの企業であり，シェアを拡大しトップとの差を詰め，その特徴を訴え，攻撃方法を選択する．

（3）フォロアーとは，ポジショニングにおけるリーダーとチャレンジャーが市場形成を行う際に生じる需要を追うポジションである．

（4）ニッチャーは，規模は小さいが，大手の市場に参入し大手に対抗してビジネスを行う．

a （1）（2）　　b （1）（4）　　c （2）（3）　　d （3）（4）

【正解】　c （2）（3）

【解説】

　市場では複数の経営主体が競合することが通常であるが，市場における競争力を表すシェアの大きさによってマーケットリーダー，チャレンジャー，フォロアー，ニッチャーの４つのポジションに分けられる．

（1）マーケットリーダーは，業界一番手のトップシェアの経営主体をいい，ランチェスター戦略モデル式におけるクープマン目標値によれば安定的なトップシェアは41.7％であるとされている．

（2）チャレンジャーは，２番手の経営主体であり，マーケットリーダーとの差別化を図りシェアを拡大しながらトップとの差を詰め，その特徴を訴え，攻撃方法を選択してゆく．

（3）フォロアーは，リーダーとチャレンジャーが市場形成を行う際に生じる需要を追うポジションで大手と正面から戦わず，むしろ業界の波に便乗して需要を確保する．

（4）ニッチャーは，規模は小さいが大手が手掛けないような市場を対象にビジネスを行い，特異な分野に資源を集中してブランド戦略を展開する．

問9　病床機能報告制度における機能の説明について　□□□□　に入る該当する機能の正しい組合せはどれか.

医療機能の名称	医療機能の内容
1.　高度急性期機能	急性期の患者に対し，状態の早期安定化に向けて，診療密度が特に高い医療を提供する機能
2.　急性期機能	急性期の患者に対し，状態の早期安定化に向けて，医療を提供する機能
3.　　（1）	○ 急性期を経過した患者への在宅復帰に向けた医療やリハビリテーションを提供する機能 ○ 特に，急性期を経過した脳血管疾患や大腿骨頸部骨折等の患者に対し，ＡＤＬの向上や在宅復帰を目的としたリハビリテーションを集中的に提供する機能（回復期リハビリテーション機能）
4.　　（2）	○ 長期にわたり療養が必要な患者を入院させる機能 ○ 長期にわたり療養が必要な重度の障害者（重度の意識障害者を含む），筋ジストロフィー患者

　　a　（1）：回復期機能　　　（2）：慢性期機能
　　b　（1）：リハビリ期機能　（2）：慢性期機能
　　c　（1）：リハビリ期機能　（2）：療養期機能
　　d　（1）：回復期機能　　　（2）：療養期機能

【正解】a

【解説】
　病床機能報告制度は，2014（平成26）年6月に成立した「医療介護総合確保推進法」による医療法の改正に基づき創設されたものである. 医療機関のそれぞれの病棟が担っている医療機能を把握し，その報告をもとに，地域における医療機能の分化・連携を進めることを目的としている. 対象は，一般病床・療養病床を有する病院・有床診療所であり，医療法によって義務付けられている制度である.
　医療機能は「高度急性期機能」「急性期機能」「回復期機能」「慢性期機能」の4区分で設定されている. 各医療機関はその4つの医療機能から病棟単位で，当該病床が担っている医療機能の現状と今後の方向を自主選択し，その他の具体的な報告事項とあわせて，都道府県に報告する仕組みとなっている.

第6章

問 10　医療におけるプロダクト・ポートフォリオの説明について正しい組合せはどれか.

（1）「花形サービス」は，高成長分野で，相対的に高いマーケット・シェアの医療サービスを指す. 現金流入量は多いが, 成長のための資金需要も多いため, 差し引きすると必ずしも現金を創出するかどうかわからない.

（2）「負け犬」は，成長率も低く，相対的マーケット・シェアも低い医療サービスを意味する. この医療サービスは現金流入の量が少ない.

（3）「金のなる木」は，相対的マーケット・シェアが高い半面，成長率の低い医療サービスをいう. この特徴は，シェアの維持に必要な再投資分と同じ程度の現金流入があることである.

（4）「問題児」は，高成長期の医療サービスではあるが，相対的マーケット・シェアが低い医療サービスを表す. ほとんどの場合，投資に見合う現金流入をもたらす.

　　a（1）（2）　　b（1）（4）　　c（2）（3）　　d（3）（4）

【正解】 a（1）（2）

【解説】

　プロダクト・ポートフォリオ理論とは，市場成長率と相対的マーケット・シェアの相関として医療サービスの資金の流出入を分析し，経営戦略上の資金の有効配分を示す理論である.

　「金のなる木」は，シェアは高いが，市場の成長が鈍化している分野を指し，シェアの維持に必要な再投資資金をはるかに超えた資金流入をもたらす.「花形サービス」はシェアが高く，市場の成長も高い分野を指し，資金流入量が多い半面，成長のための資金需要も多く，相殺すると必ずしも資金を創出するとは限らない.「負け犬」はシェアが低く，市場の成長も低い分野を

		相対的マーケット・シェア	
		高	低
市場成長率	高	「花形サービス」	「問題児」
	低	「金のなる木」	「負け犬」

指し，外的要因によって利益率が大きく影響を受けやすく，資金流入量も少ない.「問題児」は，シェアが低く，市場の成長率が高い分野を指し，ほとんどの場合シェアの維持・拡大のための資金流入額をはるかに上回る資金流出を必要とする. そして，市場の成長が止まった時点で「負け犬」となるリスクがある.

問1　経営管理について正しい組合せはどれか.

（1）一般的に経営資源とは「人，モノ，カネ，情報」の4つである.

（2）三現主義の三現とは，現金，現物，現実をいう.

（3）ＰＤＣＡとは Plan，Do，Control，Act の頭文字を表している.

（4）ＰＤＣＡサイクルはデミングが提唱した.

　　a（1）（2）　　b（1）（4）　　c（2）（3）　　d（3）（4）

【正解】b（1）（4）

【解説】

（1）一般的な組織の経営資源とは，「人的資源」，「物的資源」，「資金」及び「情報」である. これらの「人，モノ，カネ，情報」は，経営理念のもと，相互に関連し経営管理を構成する.

（2）現場・現物・現実の3つの現を重視すること. 問題が発生したときに，机上で判断するのではなく，現場に出向き，不具合の起きた現物を観察し，現実をとらえることで問題の解決を図る.

（3）ＰＤＣＡとは，P（計画:Plan）→D（実行:Do）→C（評価:Check）→A（改善：Act）を順に実施し，最後の「改善（A）」を次の「計画（P）」に結び付け，らせん状に経営改善・業務改善の活動を進めるマネジメント手法である.

（4）オーストリア生まれの経営学者ドラッカー（Peter Ferdinand Drucker）は，マネジメントサイクルを使命（ミッション）からスタートさせ，「ミッション→ゴール→目標→行動計画→予算→評価」としている. マネジメントサイクルを回す際に，評価を終えた段階で使命（ミッション）を再確認し，次のマネジメントサイクルを回す必要性を説いたものである.

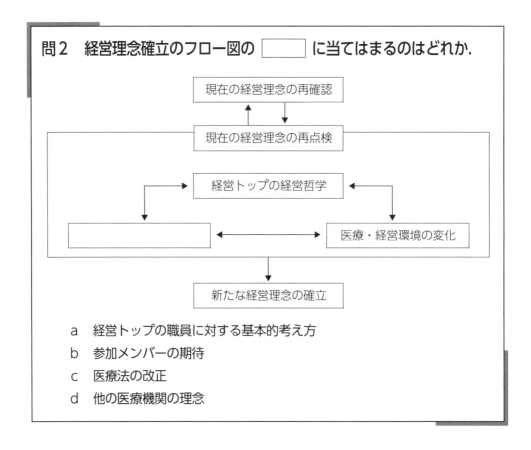

問2　経営理念確立のフロー図の　□□□　に当てはまるのはどれか.

現在の経営理念の再確認

現在の経営理念の再点検

経営トップの経営哲学

医療・経営環境の変化

新たな経営理念の確立

a　経営トップの職員に対する基本的考え方
b　参加メンバーの期待
c　医療法の改正
d　他の医療機関の理念

【正解】　b

【解説】
a　「経営トップの経営哲学」は,社会観,人生観,医療観,経営観や人間観に集約される.人間観とは,「経営トップの職員に対する基本的考え方」である.
b　医療機関に関係する参加メンバー(利害関係者)の共鳴と支持を得るために,「職員」と「患者」をはじめとする参加メンバーの意見・要望(期待)を積極的に取り入れて経営理念を確立することが必要である.
c　「医療・経営環境の変化」の主なものに,医療法の改正,健康保険法の改正,診療圏内の年齢階層別将来人口と疾病構造の変化,二次医療圏内の地域医療構想と地域包括ケアシステム,マンパワーの将来変化などがある.
d　二次医療圏内の他医療機関は,事業継続を主目的に,それぞれが医療機関としての社会的使命,生存領域及び組織活動展開の原理・原則を明確にした経営理念を院内に浸透し,良好な組織風土や組織文化の形成に努力しており,それは,当該医療機関の経営理念の確立に直接の関係はない.

問3　就業規則について正しい組合せはどれか.

（1）就業規則の記載事項には「絶対的必要記載事項」と「相対的必要記載事項」がある.

（2）就業規則の作成及び変更は,労働者の過半数を代表する者の同意が必要である.

（3）常時5名以上の労働者を使用する事業場では,就業規則を労働基準監督署に届け出る義務がある.

（4）使用者は,作成した就業規則の内容を労働者に周知する義務がある.

　　a（1）（2）　　b（1）（4）　　c（2）（3）　　d（3）（4）

【正解】b（1）（4）

【解説】

（1）就業規則には,必ず記載しなければならない「絶対的必要記載事項」（労働時間関係,賃金関係,退職関係）と,ルールを定めている場合は記載しなくてはいけない「相対的必要記載事項」（退職手当関係,臨時の賃金・最低賃金関係,費用負担関係,安全衛生関係,職業訓練関係,災害補償・業務外の傷病扶助関係,表彰・制裁関係等）がある.

（2）就業規則の作成・変更について労働者の過半数を代表する者の同意は不要である.なお,就業規則を所轄労働基準監督署へ届け出る場合は,労働者の過半数で組織する労働組合がある場合はその労働組合,当該組合がない場合は,労働者の過半数を代表する者から「意見聴取」した「意見書」を添付する必要がある.

（3）常時10名以上の労働者を使用する事業場は,就業規則を作成して,労働基準監督署に届け出る義務がある.

（4）就業規則を作成・変更した場合は労働者へ周知する義務があり,①常時各作業場の見やすい場所に掲示し,または備え付ける方法,②書面で交付する方法,③電子化により記録し,各作業場に記録の内容を確認できる機器を設置する方法などにより周知するものとされている.

第7章

問4　医療従事者の勤務環境改善について空欄に当てはまるのはどれか.

　医療機関の管理者は，医療従事者の勤務環境の改善等の措置を講ずるよう努めなければならないものとし，[　　　　]は，そのための指針となるべき事項を定めるものとすること.

- a　都道府県知事
- b　理事長
- c　厚生労働大臣
- d　医療勤務環境改善支援センター

【正解】　c

【解説】

a　都道府県は，医療従事者の勤務環境の改善を促進するために，当該勤務環境の改善に関する相談に応じ，必要な情報の提供，助言その他の援助，調査及び啓発活動，その他の必要な支援を行うこととされている.

b　理事長は，法人の経営戦略として医療従事者の勤務環境改善について積極的に取り組んでいくことが重要である.

c　厚生労働大臣は，病院又は診療所の管理者が講ずべき措置に関して，その適切かつ有効な実施を図るための指針となるべき事項を定め，これを公表すると医療法で規定されている.本規定に基づき「医療勤務環境改善マネジメントシステムに関する指針」（平成26年厚労省告示第376号）を告示し，2014（平成26）年10月1日より適用されている.

d　医療勤務環境改善支援センターは,全47都道府県にそれぞれ設置（注）されており,医業経営アドバイザー（医業経営コンサルタント）や医療労務管理アドバイザー（社会保険労務士）等が配置され，支援業務を行っている.例えば，東京都医療勤務環境改善センターでは，医業経営コンサルタントや社会保険労務士による以下の支援等を行っている.

- ・導入支援（専門家を派遣して勤務環境改善マネジメントシステムの導入部分の支援）
- ・組織力向上支援（院内研修等）
- ・随時相談（専門家による電話または来所相談）

注：いきいき働く医療機関サポート　Web：各都道府県の医療勤務環境改善センター一覧
https://iryou-kinmukankyou.mhlw.go.jp/outline/work-improvement-support-center/（最終アクセス　2021.1.20.）

問5　特定個人情報の適切な取り扱いに関するガイドラインに示された指針の説明について正しい組合せはどれか.

（1）人的安全管理措置として事務取扱担当者の委託を行う.

（2）組織的安全管理措置として情報漏えい等事案に対する体制を整備する.

（3）物理的安全管理措置として特定個人情報を扱う区域の管理を行う.

（4）物理的安全管理措置として機器及び電子媒体等の購入管理を行う.

　　　　a（1）（2）　　　b（1）（4）　　　c（2）（3）　　　d（3）（4）

【正解】c（2）（3）

【解説】

（1）本ガイドラインでは,人的安全管理措置として,事業者に対して,特定個人情報等が,取扱規程等に基づき適正に取り扱われるよう,事務取扱担当者に対して必要かつ適切な監督,適正な取り扱いの周知徹底及び適切な教育を行うことが求められている.

（2）本ガイドラインでは,組織的安全管理措置の整備する項目として,「情報漏えい等事案の発生又は兆候を把握した場合の従業者から責任者等への報告連絡体制」の他「事務における責任者の設置及び責任の明確化」「事務取扱担当者の明確化及びその役割の明確化」等があげられている.

（3）本ガイドラインでは,特定個人情報等を取り扱う区域を「管理区域」と「取扱区域」として明確にし,物理的安全管理措置を講じなければならないとしている.「管理区域」に関する物理的安全管理措置としては,入退室管理及び管理区域へ持ち込む機器等の制限等が考えられる.

（4）本ガイドラインでは,物理的安全管理措置として,特定個人情報等を取り扱う機器,電子媒体及び書類等の盗難又は紛失等を防止するために,当該機器をセキュリティワイヤー等で固定,当該書類等を施錠できるキャビネット・書庫等に保管することが例示されている.

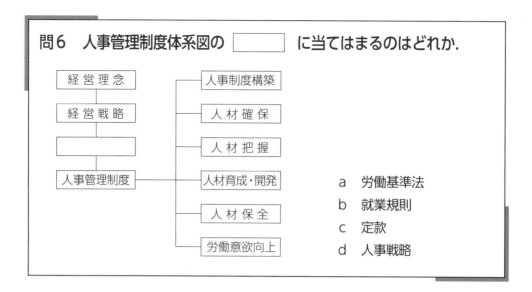

問6　人事管理制度体系図の　□　に当てはまるのはどれか.

経営理念
経営戦略
□
人事管理制度

人事制度構築
人材確保
人材把握
人材育成・開発
人材保全
労働意欲向上

a　労働基準法
b　就業規則
c　定款
d　人事戦略

【正解】 d

【解説】

　人事管理制度の体系図は，以下に示すとおりである．なお，人事戦略は，経営戦略に基づき，人事管理の方向性を戦略的に展開するために中長期や個別に定めることとなる．

人事管理制度体系図

経営理念
経営戦略
人事戦略
（中長期）
（個別）
人事管理制度

人事制度構築
（職能資格制度等，給与・賞与，退職金，年金等）

人材確保
（定員，要員計画，要員確保，離職防止等）

人材把握
（人事評価・人事記録，業績把握，自己申告等）

人材育成・開発
（教育研修，異動・昇進，能力開発等）

人材保全
（安全管理・時間管理・健康管理，福利厚生等）

労働意欲向上
（人間関係，コミュニケーション，レクリエーション等）

出典：医業経営コンサルタント指定講座・一次試験テキスト，322,2020.

問7　人事評価について正しい組合せはどれか.

（1）評価において陥りやすい失敗として，ハロー効果の影響があげられる.

（2）能力評価は，業務遂行を通じ業績を達成する発揮能力と達成した成果を評価する.

（3）業績評価は，職能要件書に基づき評価する.

（4）人事評価の要素は能力評価，業績評価，情意評価の3つに代表される.

　　　a（1）（2）　　b（1）（4）　　c（2）（3）　　d（3）（4）

【正解】b（1）（4）

【解説】

（1）ハロー効果とは，特に優れた点，劣った点，全体の印象などに影響を受けて，個々の評価が歪んでしまう現象のことである. たとえば，協調性に優れた者を積極性も優れていると思ってしまうような失敗がある.

（2）能力評価は，業務上必要とされる保有能力を評価するものであり，職能要件書を用いた職能等級制度等に基づいて，主に「給与」に反映させることとなる. なお，働き方改革関連法の施行により労働施策総合推進法の基本的理念として，「労働者は，職務の内容及び職務に必要な能力，経験その他の職務遂行上必要な事項（以下「能力等」という.）の内容が明らかにされ，これらに即した評価方法により能力等を公正に評価され，当該評価に基づく処遇を受けること等により職業の安定が図られるように配慮されるもの（要約）」が規定された.

（3）業績評価は，情意評価と併せて，目標管理制度等に基づいて，目標の達成度（成果）を評価することとなる.

（4）人事評価の要素は，①能力評価（業務上必要とされる保有能力を評価），②業績評価（業務遂行を通じ業績を達成する発揮能力と達成した業績（成果）を評価）及び③情意評価（組織として勤務する姿勢について規律性，積極性，責任性及び協調性の視点で評価）の3つに代表される.

問8　人材育成について正しい組合せはどれか.

（1）人材育成は教育，能力開発，評価・処遇の３つの機能で組み立てる.
（2）教育・能力開発の目的は，職員の「求められる能力」と「現有能力」の差を埋めることである.
（3）Off-JT（Off the Job Training）は自己啓発であり，組織による時間・費用面の支援が制度化されている.
（4）ＯＪＴ（On the Job Training）は研修会・勉強会等を中心に計画する.

　　　a（1）（2）　　b（1）（4）　　c（2）（3）　　d（3）（4）

【正解】 a（1）（2）

【解説】

（1）人材育成は，①教育（教育研修制度等の活用），②能力開発（適材適所の配置と活用，ジョブローテーション，権限委譲等）及び③評価・処遇（人事評価制度，適切な処遇等）の内容で組み立てられ，組織力強化へ繋げられる.

（2）教育・能力開発の目的は，「現在・将来において求められる能力」と「現在保有している能力」の差を埋めていくことである. なお，求められる能力には，テクニカルスキル（専門性），マネジメントスキル（組織性）及びヒューマンスキル（対人関係）があり，それぞれ等級等のキャリア段階に応じて求められ方の強さやウエイトが異なる.

（3）Off-JTとは，職場での業務を一時的に離れて行う教育訓練（院内・院外の研修・勉強会等）のことをいう. なお，職場内外での自主的な自己啓発を組織として認知し，経済的・時間的な援助や施設の提供等を行うことをＳＤＳ（Self Development System）という.

（4）ＯＪＴとは，職場での業務を通じての教育訓練（研修）であり，上司や先輩が部下や後輩に対して，職場において，業務を通じて，業務遂行に必要な知識・技術・態度を指導・育成する，制度化された活動である.

問9　予算管理について正しい組合せはどれか.

（1）予算と実績差異の原因分析の主体は経理担当であり，それに伴う責任も生じることを認識させる.

（2）実績の把握に必要なものは，月次決算（試算表）である.

（3）予算管理には，計画機能，調整機能，統制機能の3つの機能が必要とされる.

（4）予算と実績差異分析は，予算と前年予算を比較検討することである.

　　　a（1）（2）　　b（1）（4）　　c（2）（3）　　d（3）（4）

【正解】c（2）（3）

【解説】

（1）予算と実績の差異が生じた原因を分析し，分析結果を日常の経営活動に迅速にフィードバックすることにより，合理的・効率的な経営活動が可能になる．そのためには，原因分析の主体は各部門であり，各部門が，それに伴う責任が各部門に生じることを認識することが重要である.

（2）毎月の経営活動の結果を迅速に把握するために，年度決算の会計処理と同一の基準（発生主義等）で作成された月次決算（試算表）が不可欠である.

（3）予算管理には，計画機能（短期的目標値と行動計画の設定），調整機能（効率的目標達成のための部門間・部署間・職位間の調整），統制機能（予算と実績の比較による業績測定・行動修正のコントロール）の3つの機能がある．これらの機能をPDCAサイクルで実行することが有効な予算制度の基本である.

（4）予実差異分析は，月単位等の定められた管理期間の予算と実績を比較検討することである．予実差異分析の結果は，迅速性をもって改善に活用される.

第7章

問10　原価計算について正しい組合せはどれか.

（1）病院原価計算の種類には，部門別，診療科別，行為別，疾病別などがある.

（2）検査委託費は，部門を特定して面積比で配賦する.

（3）減価償却費の算出は医療機器・建物とも，人数比等の適切な配賦基準を用いて配賦する.

（4）医療原価は診療との関係により「直接費」と「間接費」に分けられ，さらに形態別分類によって「材料費」，「労務費」および「経費」に分けられる.

　　a（1）（2）　　b（1）（4）　　c（2）（3）　　d（3）（4）

【正解】　b（1）（4）

【解説】

（1）病院で主として行われる原価管理は，「部門別原価管理」,「診療科別原価管理」,「診療行為別原価管理」,「疾病別原価管理」である. 病院の組織区分が基本的に診療科別になっていることから，診療科別原価管理は部門別原価管理の一種とみなされている.

（2）検査委託費は，比較的部門や診療科を特定できるものが多いので，原価が発生している部門（診療科）を調査して直接配賦する.

（3）医療機器等で使用部門（診療科）が特定できる減価償却費は当該部門に配賦するが，建物等の減価償却費は面積などの適切（合理的）な配賦基準に従って配賦する.

（4）医業原価は. 直接材料費,直接労務費,直接経費（委託費）,間接材料費,間接労務費,及び間接経費で構成される. そして，これらの医業原価は，診療との関係（医薬品等の費消・従事員の勤務・経費の発生の状況）により「直接費」と「間接費」に分けられ,原価発生形態により「材料費」,「労務費」及び「経費」に分けられる.

第8章
医療の質管理

IIIIIIIIIIIIIIIIIIIIIIIIIIIIIIIIIIIIIIIIIIIIIIIIIIIIIIIIIIIIIIIIIIIIIIIIIIIIIII

問1　医療事故について正しいのはどれか.

a　医療に起因し, 又は起因すると疑われる死亡又は死産で, 管理者が予期しなかったものをいう.

b　医療従事者の過誤が問題になる.

c　発生した場合には, 犯人探しが第一である.

d　現在の医療水準から判断して, 正しく実施された医療行為は医療事故ではない.

【正解】　a

【解説】

a　「医療事故」とは, 医療に起因し, 又は起因すると疑われる死亡又は死産で, 管理者が予期しなかったものをいう.

b　医療事故については, 医療行為が正しく実施されたかどうかということや, 医療従事者の過誤の有無には関係ない.
一方, 「医療過誤」は, 医療事故の発生の原因に, 医療機関・医療従事者に過失があるものをいう.

c　医療事故も医療過誤も, 発生した場合には, 犯人 (責任の所在) 捜しではなく, 患者の救済, 原因究明が第一であり, 再発防止, 予防に注力することが重要である.

d　「アクシデント」は通常, 医療事故に相当する用語として用いる. 「インシデント」は, 日常診療の場で, 誤った医療行為等が患者に実施される前に発見されたもの, あるいは, 誤った医療行為等が実施されたが, 結果として患者に影響を及ぼすに至らなかったものをいう. 同義として「ヒヤリ・ハット」を用いる.

問2　ハインリッヒの法則について正しいのはどれか.

a　交通災害における経験則の一つである.

b　アクシデントを防げば災害はなくなる.

c　1つの重大事故の背景には29の軽微な事故があり, その背景には約300の「ヒヤリ・ハット」が存在する.

d　この法則はアメリカの工場で発生した事故に基づくもので, 日本にはまったく影響がなかった.

【正解】c

【解説】

　ハインリッヒの法則とは, 「1つの重大事故の背後には29の軽微な事故があり, その背景には300の異常(ヒヤリ・ハット)が存在する」というもの.

a, d　労働災害における経験則の一つであり, 交通災害から生じた経験則ではない. 日本でも有名な法則として知られている. 日本では医療事故に関わる法則として頻繁にハインリッヒの法則が持ち出される.

　　b　アクシデント(事故)を防いでも災害(自然災害など)がなくなることはないのは自明の理である.

　　c　1つの重大事故の背景には29の軽微な事故があり, その背景には300の「ヒヤリ・ハット」が存在する. というのがこの法則の内容. この法則を導き出したハーバート・ウィリアム・ハインリッヒ(Herbert William Heinrich, 1886～1962年)に由来している. 彼がアメリカの損害保険会社にて技術・調査部の副部長をしていた1929年11月19日に出版された論文[1]によるとされている(原著論文にはあの有名な経験則の数値は明示されていない).

参考文献:

[1] Relation of Accident Statistics to Industrial Accident Prevention.; H. W. Heinrich. PROCEEDINGS OF THE Casualty Actuarial Society 1929-1930, Volume XVI Number 33-November 19, 1929, Number 34-May 9, 1930, 1930 Year Book[1], p. 170-174

問3　医療事故調査制度について正しいのはどれか.

a　2014（平成26）年に医師法に盛り込まれた制度である.

b　医療に起因する予期せぬ死亡や死産が起きた場合に対象となる.

c　調査は最初から第三機関が行う.

d　全国の調剤薬局を含む医療提供施設が対象である.

【正解】b

【解説】

a　医療事故調査制度は医師法ではなく, 医療法の「第3章　医療の安全の確保」に位置づけられており, 第6条の11において「病院等の管理者は, 医療事故が発生した場合には, 厚生労働省令で定めるところにより, 速やかにその原因を明らかにするために必要な調査（医療事故調査）を行わなければならない.」と規定されている. 医療事故調査制度は, 2014（平成26）年6月18日に成立した, 医療法の改正に盛り込まれた制度で, 制度施行は2015（平成27）年10月1日.

b　この制度の対象となる「医療事故」は,「病院, 診療所, 助産所に勤務する医療従事者が提供した医療に起因し, 又は起因すると疑われる死亡又は死産であって, その管理者が当該死亡又は死産を予期しなかったもの」であり,「医療事故」に該当するかどうかについては, 医療機関の管理者が組織として判断し, 該当すると判断した場合は, 遺族への説明後, 医療事故調査・支援センターに医療事故発生の報告をする.

c　医療機関は速やかにその原因を明らかにするために必要な調査を行い, 院内調査を行う際は, 中立性, 公正性を確保するため, 医療事故調査等支援団体の支援を求めることとされている. 最初から第三機関が行うわけではない.

d　対象は病院, 診療所, 助産所であり, 介護医療院や薬局の医療提供施設は含まれない.

問4　ジェローム・マッカーシーの提唱したマーケティング・ミックスの4Pについて正しいのはどれか.

a　Product, Price, Promotion, Place
b　Product, Price, Promotion, Plan
c　Product, Price, Plan, Place
d　Product, Plan, Promotion, Place

【正解】　a

【解説】

　マーケティング・ミックスの4Pとは，ジェローム・マッカーシー（E. Jerome McCarthy）が1960（昭和35）年に書籍『ベーシック・マーケティング』で提唱したマーケティングのフレームワーク. Product：製品，Price：価格，Place：流通，Promotion：プロモーション，の4つの構成要素によってマーケティング・ミックスの概念を提唱した. これら4Pを買い手側からみると，「製品」は「顧客が抱える課題の解決　Customer solution」であり，「価格」は「顧客コスト Customer cost」であり，「流通」は「顧客にとっての購買利便性 Convenience」であり，「プロモーション」は「顧客へのコミュニケーション Communication」であり，ロータボーン（Robert F. Lauterborn）の提唱する「買い手側の視点による4C」（1993（平成5）年）に対応させてとらえることができる.

問5　インフォームド・コンセントについて正しいのはどれか.

a　同意書をもらえば万一訴訟になっても勝てる.
b　病院が不利になることは説明しなくてもいい.
c　患者に対して十分な説明を行い，患者の合意が大切である.
d　医療に対して知識の少ない患者に対する説明という意味である.

【正解】　c

【解説】
a　インフォームド・コンセントの日本語訳としては「説明と同意」がよく用いられるが，万一訴訟になった場合，同意書さえあればよいということではなく，医療側と患者側双方の合意が完全になされていない場合は，説明不十分 (説明義務違反) と判断されることもある.
b　たとえ病院が不利になるようなことであっても，説明するのは当然である.
c　患者に十分な説明を行い，患者側は十分な情報を得たうえで納得し同意を行う必要がある.
d　インフォームド・コンセントとは，患者に対して単に説明するということだけではなく，患者が理解，納得した上で，意思決定としての同意を行うことまでが含まれる.

問6　診療録について正しいのはどれか.

a　保存期間は5年である.

b　医師が診療した時，記入するのはいつでもよい.

c　保管期間の起点は診療開始初日である.

d　その性質は患者と医師との信頼文書であり，私的な文書である.

【正解】　a

【解説】

　診療録とは，いわゆる「カルテ」のことであり，医師法第24条に次のように規定されている.

> 医師法第二十四条　（抜粋）
> 　医師は，診療をしたときは，遅滞なく診療に関する事項を診療録に記載しなければならない.
> 　2　前項の診療録であつて，病院又は診療所に勤務する医師のした診療に関するものは，その病院又は診療所の管理者において，その他の診療に関するものは，その医師において，五年間これを保存しなければならない.

a　上記のとおり，保存期間は5年と定められている.

b　上記のとおり，医師は，診療をしたときは，遅滞なく診療に関する事項を診療録に記載しなければならない.

c　保存期間5年の起点は，同一の患者について一連の診療が完了した日からである.

d　診療録の法的性質は証明文書とされる.

問7　ＳＰＤ（Supply Processing & Distribution）の導入効果について正しいのはどれか.

a　医療材料等の調達・供給，在庫，加工などの物流管理を集中することである.

b　職員の全てが削減される.

c　外注化と同義語である.

d　院内スペースの有効活用が第一の目的である.

【正解】　a

【解説】

a　病院内で使用するノートや鉛筆等の文具から医療器材に至るまで，全ての物品を調達・供給，在庫，加工などの物流管理を集中して行う業務.　物品管理システムを使用しながら医療現場や各部署へ速やかに物品を送り届ける.

また，滅菌等の使用期限がある物品の場合は，期限切れにならないよう使用状況を調査し発注数を調整する.　病院ではこの業務を外注で行うことも多い.　ＳＰＤの導入効果としては，

　　・不良在庫や廃棄の削減による医療材料総額の削減

　　・在庫管理，原価管理の徹底，コスト意識の向上

　　・使用，消費情報の個別データ管理

　　・保険請求漏れの防止

　　・発注，管理業務の簡素化・効率化，看護スタッフによる在庫管理の負担軽減

　　・院外にＳＰＤの倉庫を持つ場合，院内スペースの有効利用

　等のメリットがある.

b　業務効率は上がるが，職員のすべてが削減されるわけではない.

c　ＳＰＤの業務は外注化されることも多いが，病院自ら物流システムを備え「院内ＳＰＤ」の形態をとる病院もあるので，「外注化」と同義にはならない.

d　また，院内スペースの有効活用が第1の目的ではない.

> **問8　世界医師会によるリスボン宣言における患者の権利と責任について正しいのはどれか.**
>
> a　医学の進歩により患者の尊厳については制限がある.
> b　意識喪失患者については医師が医学的措置を判断できる.
> c　患者は自己決定権を有する.
> d　患者は自身の健康に関する情報提供の義務を有する.

【正解】　c

【解説】

　世界医師会が毎年発行する一連の「宣言」と呼ばれる文書のうち，特に患者の権利について触れたものを指す．1981（昭和56）年リスボンにて採択，1995（平成7）年パリで追加改定，2005（平成17）年サンティアゴで修正，2015（平成27）年オスロで再度確認された．患者は良質な医療を受ける権利を有し，選択の自由の権利を有する.

a　患者の尊厳とプライバシーを守る権利は，その文化および価値観と共に，医療ケアと医学教育の場においても常に尊重されるものとされており，いかなる時も患者の尊厳が制限されることはない.

b　意識を喪失している患者においては，まず法律上の権限を有する代理人から，どんなときでも可能な限り，インフォームド・コンセントを得なければならず，医師が勝手に医学的措置を決定することはできない.

c　患者は自分自身に関わる自由な決定を行うための自己決定権を有する.

d　患者は，いかなる医療上の記録であろうと，そこに記載されている自己についての情報を知る権利を有するが，自身の健康に関する情報を提供する義務はない.

問9 患者満足度・職員満足度について正しいのはどれか.

a 患者満足度と職員満足度とは全く関係がない.

b 患者の意見に対しては職員は絶対服従である.

c 職員満足度を上げるためには,経営者側からの一方的な強いリーダーシップが必要である.

d 職員満足度の高い組織では,職員は発言しやすく,経営層はそれを聴く姿勢がある.

【正解】 d

【解説】

a 顧客満足度は,提供されるサービスの価値によって決まるが,関係する職員の満足度によって当然影響を受ける.職員満足度が低く離職,職員回転の激しい職場で豊かなサービスを維持,供給することは困難である.

b については,誤答肢であることは自明である.

c 職員満足を高めるためには,給与,地位,処遇だけではなく,職員のモチベーションを高め,職員を活性化するよう働きかけることが重要である.経営者側からの一方的な強いリーダーシップによって職員の満足度を上げることは難しい.

d 職員満足度の高い組織では,職員は発言しやすく,経営層はそれを聴く姿勢があることが多い.

問10　クリニカルパスについて正しいのはどれか.

a　地域の医療機関がそれぞれ独自に作成し他院に見せるものではない.

b　1人の患者専用のものであって退院まで変更しない.

c　医療従事者は一度決めたとおりやっていれば一切責任はない.

d　医療の標準化・効率化のツールの一つであり, 患者用と医療従事者用がある.

【正解】　d

【解説】

　クリニカルパス（クリティカルパス）とは, 入院時のオリエンテーションから処置や与薬などの患者ケア, 実施される検査項目, 退院に向けての指導等, 入院から退院までの一切をスケジュール表にまとめたものを指す.

a　医療機関の機能分化により, 多施設との連携が重要になり, クリニカルパスも施設間にまたがる「地域連携パス」も作成され運用されている.

b　クリニカルパスに沿って診療が行われていても, 患者の状態の変化等により, 診療内容は変更されることがある.

c　医療従事者はクリニカルパスに従ってさえいれば一切の責任が回避されるわけではなく, 患者の刻々の状態の変化を見て, クリニカルパスから逸脱する要因（バリアンス）を検出する責任がある.

d　医療の標準化・効率化のツールの一つであり, 患者用と医療従事者用がある.

第9章
医療情報システム

||||||||||||||||||||||||||||||||||||||||||||||||||||||||||||||||||||||||||||||||||||||||||||||

> **問1　病院情報システムにおけるデータウェアハウス（DWH）について正しいのはどれか.**
>
> a　データの追加・削除・変更が自由にできる.
> b　データ蓄積により，保持データ量は時間経過とともに増大する.
> c　多様な形式のデータを即時に記憶し解析できることがDWHの必須要件である.
> d　最新データの参照が必要なため，一般的にすべてのデータが最新のデータとなるように随時更新されている.

【正解】 b

【解説】

a，d　DWH（Data Warehouse；DWH，データウェアハウス）の定義は，その提唱者ウィリアム・インモン（William H.Inmon）によると「意志決定（Decision）のため，目的別（Purpose-oriented）に編成され，統合（Integrate）された時系列で，削除（Delete）や更新（Update）しないデータの集合体」とされる.

　　b　データの削除や更新はされず，時間の経過とともにデータは蓄積されるため，保持データ量は増大する.　DWHは名前のとおりデータの倉庫である.

　　c　データ解析をする際は，DWHの中に蓄積されたデータの中から，解析目的に合わせた必要部分を切り出し（データマートという），ＢＩ（ビジネスインテリジェンスシステム）や分析ツールを使って解析を行う.　したがって，DWH自体が解析できる能力を持つことは必須要件ではない.

> ## 問2　「医療情報システムの安全管理に関するガイドライン」について正しいのはどれか.
>
> a　医療情報システムを対象とするガイドラインであり，経済産業省から公表されている.
>
> b　ガイドラインは法律ではないため，順守する義務はない.
>
> c　ガイドラインの中には，個人情報保護法やe‐文書法，電子署名法等の内容が組み込まれている.
>
> d　ガイドラインは，個々の医療機関の方針に合わせる形で公開されることが一般的である.

【正解】　c

【解説】

a　厚生労働省から発行された「医療情報システムの安全管理に関するガイドライン」の序文には「本ガイドラインは，病院，一般診療所，歯科診療所，助産所，薬局，訪問看護ステーション，介護事業者，医療情報連携ネットワーク運営事業者等（以下「医療機関等」という.）における電子的な医療情報の取扱いに係る責任者を対象とし，理解のしやすさを考慮して，現状で選択可能な技術にも具体的に言及した.したがって，本ガイドラインは技術的な記載の陳腐化を避けるために定期的に内容を見直す予定である.本ガイドラインを利用する場合は最新の版であることに十分留意されたい.」と記述されている.

b　本ガイドラインは多くの関連法規に整合性をもって構成されている.

c　本ガイドラインは，個人情報保護法や電子署名法の内容が組み込まれているほか，「医療情報システムの安全管理やe‐文書法への適切な対応を行うため，技術的及び運用管理上の観点から所要の対策を示したものである.ただし，医療情報の適切な取扱いの観点からは，情報システムに関わる対策のみを実施するだけで十分な措置が講じられているとは言い難い.したがって，本ガイドラインを使用する場合，情報システムの担当者であっても，「医療・介護関係事業者における個人情報の適切な取扱いのためのガイダンス」を十分理解し，情報システムに関わらない部分でも医療情報の適切な取扱いのための措置が講じられていることを確認することが必要である.」と記述されている.

d　個々の医療機関の方針に合わせるのではなく，個々の医療機関が本ガイドラインを遵守することが求められている.

問3 行政の動向に見る医療情報化の流れについて正しい組合せは どれか.

(1) 医療分野におけるICT化の推進は,インターネット技術の進歩という視点から実施されている.
(2) 医療分野におけるICT化の推進は,規制緩和と法整備の両面から実施されている.
(3) e-Japan 戦略Ⅱでは生涯にわたる健康状態を国民自らが把握することがうたわれている.
(4) 「地域医療構想(ビジョン)」は,ICT化の推進によって医療・介護サービスを確保できることを目指した政策である.

　　　a (1) (2)　　　b (1) (4)　　　c (2) (3)　　　d (3) (4)

【正解】 c (2) (3)

【解説】

　1993(平成5)年インターネットの商用化が許可された.1994(平成6)年には高度情報通信社会推進本部が設置され,IT化に向けて,電子商取引の本格的普及,公共分野の情報化,情報リテラシーの向上,高度な情報通信インフラの整備が強力に進められ,2003(平成15)年には,IT基本戦略Ⅱが発表され,先導的取り組みとして医療分野など7分野が定められた.

(1) 医療分野におけるICT化の推進は,単にインターネット技術の進歩だけではなく,院内LAN上に構築される電子カルテや部門システム等も含めた,すべての情報技術の進歩によって成り立っている.

(2) 医療分野におけるICT化の推進は,規制緩和と法整備の両面から実施されている.

(3) 2003(平成15)年,e-Japan 戦略Ⅱが公表され,先導的取り組みによるIT利活用の推進の第1分野に医療があげられ,生涯にわたる健康状態を国民自らが把握し,健康増進に役立てるための総合的な保健・医療サービスが提供される体制を整備することがうたわれた.

(4) 地域医療構想(ビジョン)とは,都道府県が,地域の医療需要の将来推計や報告された情報等を活用して,二次医療圏等ごとの各医療機能の将来の必要量を含め,その地域にふさわしいバランスのとれた医療機能の分化と連携を適切に推進するために策定し,医療計画に新たに盛り込み,さらなる機能分化を推進させるものである.

問4　コンピュータ用語の説明として正しいのはどれか.

a　OSI7階層モデル第2層(データリンク層)ではIPアドレスを使ってルート制御を行っている.

b　OSI7階層モデル第3層（ネットワーク層）ではTCPやUDPを使ってデータの転送を制御している.

c　通信プロトコルとは，コンピュータ同士が通信を行う際に用いる相互に決められた通信のための約束事の集合をいう.

d　TCP／IPとは，インターネットで用いられる通信プロトコルであり，わが国では総務省が制定している.

【正解】　c

【解説】

a　OSI7階層モデル第2層はデータリンク層と呼ばれ，IPアドレスではなく，MACアドレスなどで制御されている.

b　OSI7階層モデル第3層はネットワーク層と呼ばれIPアドレスでの転送制御が行われている．TCPやUDPはOSI7階層モデル第4層のトランスポート層での制御方法である.

c　通信プロトコルとは,通信に関する規約を定めたものであり,「通信規約」や「通信手順」と訳されるが，伝送路の物理条件，伝達，相手の特定，情報表現の4つの基本要素より成り立っている.

d　代表的な通信プロトコルである．TCP／IPはインターネットをはじめ，多くのコンピュータネットワークにおいて，標準的に利用されている通信プロトコルのセットであり，インターネット・プロトコル・スイートとも呼ばれる．コンピュータやネットワーク機器の通信において，TCP／IPに対応している機器同士であれば，相互に通信することが可能となる．TCP／IPは総務省が制定したわけではない．TCP／IPは4つの階層で構成されており，OSI7階層モデル（ISO：国際標準化機構が策定）と対応させると左表のようになる.

OSI7階層モデル　　　　　　　　　　　　　　　　　　**TCP／IP**

OSI7階層モデル		TCP／IP
アプリケーション層	SNMP, DNS, RIP	アプリケーション層
プレゼンテーション層	HTTP, FTP, SMTP	アプリケーション層
セッション層	Telnet	アプリケーション層
トランスポート層	TCP, UDP	トランスポート層
ネットワーク層	IP, ARP, ICMP	インターネット層
データリンク層	Ethenet,TokenRing	ネットワークインターフェース層
物理層	FDDI, ISDN, PPP	ネットワークインターフェース層

問5　2018（平成30）年度の診療報酬で「オンライン診療（遠隔診療の一種）」が認められた．その根拠について正しい組合せはどれか．

（1）オンライン診療は外来患者増大の対応策として，初診患者に積極的な利用が勧められている．

（2）2014（平成26）年に「医薬品医療機器等法」が施行され，医療機器に組み込まれていないソフトウェアを医療機器の範囲に加えることが認められたことによる．

（3）直接の対面診療に代替し得る程度の患者の心身の状況に関する有用な情報が得られる場合には，直ちに医師法第20条等に抵触するものではない．

（4）診療は，医師と患者が直接対面して行われることが基本であり，遠隔診療は，あくまで直接の対面診療を補完するものとして認められた．

a（1）（2）　　b（1）（4）　　c（2）（3）　　d（3）（4）

【正解】d（3）（4）

【解説】
　情報通信機器を用いた診療（いわゆる「遠隔診療」）について，厚労省健康政策局長通知（健政発第1075号　平成9年12月24日）では，基本的考え方が示された．

厚労省健康政策局長通知（健政発第1075号　平成9年12月24日）抜粋
　診療は，医師又は歯科医師と患者が直接対面して行われることが基本であり，遠隔診療は，あくまで直接の対面診療を補完するものとして行うべきものである．
　医師法第20条等における「診察」とは，問診，視診，触診，聴診その他手段の如何を問わないが，現代医学から見て，疾病に対して一応の診断を下し得る程度のものをいう．したがって，直接の対面診療による場合と同等ではないにしてもこれに代替し得る程度の患者の心身の状況に関する有用な情報が得られる場合には，遠隔診療を行うことは直ちに医師法第20条等に抵触するものではない．

（1）初診及び急性期の疾患に対しては，対面診療によることを原則としている．外来患者増大策として認められたものではない．

（2）2014（平成26）年11月25日，"改正薬事法"すなわち「医薬品医療機器等法」が施行され，医療機器に組み込まれていないソフトウエア（単体プログラム）を医療機器の範囲に加えることが新たに掲げられた．そのため，従来の薬事法では"グレーゾーン"だった単体ソフトウェアが，規制に該当するか否かがきちんと定義されることになったが，オンライン診療が認められた根拠とは無関係である．

（3）上記通知のとおり，「遠隔診療を行うことは直ちに医師法第20条等に抵触するものではない．」とされている．

（4）上記通知のとおり，「あくまで直接の対面診療を補完するものとして行うべきものである．」とされている．

問6　電子カルテによる診療録について正しいのはどれか.

a　POMR（Problem Oriented Medical Record）に基づいた手法が一般的に使用されている.

b　退院時要約の作成は，担当医の判断に委ねられるため，場合によっては作成されないこともある.

c　SOAPとは，基礎データ，問題リスト，初期計画，経過記録の4つの作業段階で構成される.

d　SOAP形式とは，Subject Oriented Assessment Plan の記録方法をいう.

【正解】　a

【解説】

a　POS（Problem-oriented System）は，第Ⅰ段階：Problem Oriented Medi-cal Record（POMR：問題志向型診療録）の作成，第Ⅱ段階：POMRの監査，第Ⅲ段階：記録の修正（欠陥を修正し完全な記録に仕上げる方法），の3つの段階によって構成される. 第Ⅰ段階においては，基礎情報，問題リスト，初期計画，経過記録，退院時要約または最終的経過ノートが作成される.

b　退院時要約の作成はPOMRの第Ⅰ段階において作成されることが求められている.

c，d　特に経過記録の記述には，S（Subjective：患者が提供する主観的情報），O（Objective；医師や看護師が明らかにした客観的情報），A（Assessment：医師や看護師による評価，診断，考案），P（Plan：患者の診断，治療，教育計画），の4つの項目に分けて記載することが一般的である.

問7　診療録等の電子保存について正しいのはどれか.

a　看護記録は法定保存を必要としない医療文書であるが，診療録等の一部と考え，電磁的に保存することが望ましい.

b　処方箋の電磁的記録による保存，作成および交付が可能である.

c　保存義務のある情報を電子媒体に保存する場合，正確性，可読性及び保存性の3条件を満たさなければならない.

d　電子媒体への保存が認められているのは，医師法に規定されている診療録と保健師助産師看護師法に規定されている助産録のみである.

【正解】b

【解説】
　1999（平成11）年に厚生省（当時）から「診療録等の電子媒体による保存について」が通達された.

a　看護記録は医療法，医療法施行規則によって作成保存が求められているが，必ずしも電磁的に保存することが望ましいということではない. 2013（平成25）年3月に厚生労働省は，紙の文書を不要にする処方箋の電子化をすすめるために，2015（平成27）〜 2016（平成28）年までに法令改正の構想を発表した.

b　2016（平成28）年に「電子処方箋の運用ガイドライン」を定めた. 現在，処方箋の電磁的記録による保存，作成及び交付は可能である.

c　保存義務のある情報を電子媒体に保存する場合は，真正性，見読性及び保存性の3条件を確保しなければならないことも示された.

d　診療録，助産録のほか，診療に関する諸記録，調剤録，救命救急処置録，歯科技工士指示書，歯科衛生士の業務記録，その他，その他法令に保存義務が指定されている文書等が「電子媒体による保存を認める文書等」として示された.

問8　プライバシーマークとISMS（情報セキュリティマネジメントシステム）の説明について正しい組合せはどれか.

（1）ISMSは，JIS Q 15001として，日本の国家規格になっている.

（2）ISMSは，情報の機密性，完全性，可用性を維持し，かつリスクを適切に管理している事業所又は部門に対して認証を行う.

（3）コンプライアンス・プログラムに基づくマネジメントシステムが確立されていることを示す証となる.

（4）個人情報保護法の遵守体制を構築していることに対する認証である.

　　　a（1）（2）　　b（1）（4）　　c（2）（3）　　d（3）（4）

【正解】c（2）（3）

【解説】

（1）ISMS（Information Security Management System）は組織における情報資産のセキュリティを管理するための国際標準で，ISO／IEC 27001とされており，国内規格としてはJIS Q 27001と規定されている.

（2）ISMSは，情報セキュリティの3要素である「機密性」（Confidentiality），「完全性」（Integrity），「可用性」（Availability）を維持し，かつリスクを適切に管理している事業所又は部門に対して認証を行っている.

（3）ISMSの取得は，企業や組織が所有し，管理，運用する資産の価値に見合う対策の実施やコンプライアンスの観点から法令を遵守し，それを維持するための枠組みが構築できていることを示している.

（4）JIS Q 15001は，個人情報保護に関する国内規格で，事業者が業務上取り扱う個人情報を安全で適切に管理するための標準であり，個人情報保護法の遵守体制を構築していることに対する認証である.

問9　情報セキュリティ対策について正しいのはどれか.

a　物理的セキュリティとは，建物や部屋の強度や出入り口の制限等の対策をいう.

b　組織的セキュリティとは，ウイルス混入防止等の対策をいう.

c　コンピュータセキュリティとは，インターネットからのアクセス制限等をいう.

d　ネットワークセキュリティとは，管理者やアクセス権限の設定対策をいう.

【正解】　a

【解説】

　情報セキュリティ対策は，１．技術的対策，２．物理的対策，３．管理的（組織的）対策の３つから成り立つ.

a　物理的対策とは，物理的な脅威から情報を守るための対策で，建物，施設，装置等への保護. 災害, 防犯, 障害に対して, システムを冗長化や, データのバックアップを取るなどが該当する.

b　管理的（組織的）対策とは，情報を扱う人や組織に対して，情報セキュリティポリシーの策定・実施，社内規定の遵守（罰則を決めておく）. 情報セキュリティ教育の実施，パスワード管理，アクセス権限設定などが該当する.

c　コンピュータに対するセキュリティ対策（ウイルス対策ソフトの適用等），及びシステムに対するセキュリティ対策（ＯＳのアップデート，セキュリティパッチ等）が該当する.

d　ネットワークに対するセキュリティ対策（不正アクセス感知，ファイアーウォール等），及びデータに対するセキュリティ対策（データの暗号化等）が該当する.

問10　診療情報の管理について正しい組合せはどれか.

（1）医師法における，診療録の保存期間は5年間である.

（2）保健師助産師看護師法における，「助産録」の保存期間は5年間である.

（3）医療法施行規則における，処方箋や看護記録など「診療に関する諸記録」
　　　の保存期間は5年間である.

（4）保険医療機関及び保険医療養担当規則における，「療養の給付の担当に関す
　　　る帳簿，書類その他の記録」の保存期間は5年間である.

　　　　a（1）（2）　　　b（1）（4）　　　c（2）（3）　　　d（3）（4）

【正解】a（1）（2）

【解説】

　　（1）紙媒体，電子媒体にかかわらず，医師法において診療録は5年間保存とさ
　　　　れている.

　　（2）保健師助産師看護師法における，「助産録」の保存期間は5年間である.

（3）（4）看護記録については，医療法及び医療法施行規則において，地域医療支援
　　　　病院及び特定機能病院の施設基準等の一つである「診療に関する諸記録」
　　　　として2年間の保存が規定されている.　一方，健康保険法及び老人保健法
　　　　の規定には，看護記録は「帳簿及び書類その他の記録」として，その完結
　　　　の日から3年間保存しなければならないと規定されている.　よって，両者
　　　　のうち期間の長い方をとって3年間とされている.

第10章
施設の活用と維持管理

|||||||||||||||||||||||||||||||||||||||||||||||||||||

問1　施設・設備管理について正しい組合せはどれか.

（1）維持管理業務は企画，設計，施工に続く第4の建築行為と位置付けられる.

（2）建物の運営効率の向上を図ることである.

（3）近年，改正省エネ法によるコスト削減が義務付けられている.

（4）2014（平成26）年の医療法改正により医療従事者の勤務環境の改善の一環として，休憩室を快適に整備した.

　　a（1）（2）　　b（1）（4）　　c（2）（3）　　d（3）（4）

【正解】b（1）（4）

【解説】

（1）建築行為は，つくって終了ということではない. 特に，ストック重視の時代になり，維持管理業務は新しい時代の要請に応えるとともに経営負担を軽減する.

（2）施設・設備管理の目的は，施設と設備の持てる機能や性能を効率的に運用するだけでなく，それにより施設とその環境に最大の効用をもたらし，利用者・顧客の満足を高め，経営の質の向上に資することである.

（3）省エネは必ずしもコスト削減につながるとは限らず，省エネ法もそれを求めてはいない. むしろ省エネを推進することがコストアップをもたらすことも報告されている. しかし，省エネは全世界的課題であり，それが普遍化することにより，技術開発と普及によりコスト縮減も招かれる.

（4）医療従事者の勤務環境の改善に取り組むこととする努力義務規定として医療法30条の19が創設された. ハード面ソフト面の取り組み例が示され休憩スペースや院内保育所等の整備があげられている.

問2　維持保全業務について正しいのはどれか.

a　予知保全とは実績データや予測システムを利用したコスト効率の高い保全である.

b　ISO 9000 に準拠しながら保全に努めなければならない.

c　施設・設備の長寿命化を経済的に行うためには事後保全が最も優れている.

d　労働安全衛生法に基づいて職場の害虫の駆除や細菌などの殺菌・消毒を定期的に実施する.

【正解】　a

【解説】

a　予知保全とは，日常あるいは定期に行われる点検によって施設・設備の各部位の機能劣化を常に把握し，劣化の状態を予測したうえで，予防的な処置を事前に行うことである.

b　ISO 9000 は品質マネジメントシステムに関する国際基準である．環境マネジメントに関する国際基準としてのISO 14000（環境ISOと呼称する）の積極的活用により，施設内の環境の維持保全に努めなければならない.

c　事後保全は，施設・設備の機能や性能を失ってから修理や修繕を行う方法であり，機器や部品等を寿命まで使用するので経済的ではある．しかし，故障等の発見の遅れが重大な損害や事故につながる恐れもあり，優れた手法とはいえない.

d　建物に生息するネズミ，ゴキブリ，蚊，ハエ，ダニなど病害虫の防除は，ビル管理法により，その基準や防除作業の回数などが決められている．労働安全衛生法は「職場における労働者の安全と健康を確保」するとともに，「快適な職場環境を形成する」目的で制定された法律である.

問3　維持管理業務について正しい組合せはどれか.

（1）支援サービス業務とは，さまざまな利便を提供して利用者の満足度と生産性の向上を目指す業務である.

（2）維持保全業務は，施設・設備の設定された機能や性能が損なわれないようにする業務である.

（3）維持管理業務の基本は，施設とその環境の快適性を第一に考えて活用することである.

（4）運営管理業務には，「日常管理」と非日常的管理業務である「リニューアル」がある.

　　　a（1）（2）　　　b（1）（4）　　　c（2）（3）　　　d（3）（4）

【正解】a（1）（2）

【解説】

　維持管理業務とは「維持保全業務」「運営管理業務」「支援サービス」の3業務を総括する上位概念であり，安全性，快適性，利便性，経済性を常にバランスよく保つことが基本である.

　維持保全業務は「日常管理」と「リニューアル」で構成され，建物および諸施設，外構，植栽などの機能を常時適切な状態に維持することであり，効率的な活用と期待に見合った長寿命化を図りながら，長い年月にわたって施設設備を良好な状態に保つことが目的である.

　また，運営管理業務は「施設の運用管理」と「ワークスペース管理」の二つからなる.

　支援サービス業務の基本はより高い品質のサービスをより低いコストで利用者に提供することであり，高い品質のサービスを行うことが利用者満足度・顧客満足度の向上につながり，最終的に経営の質を高めることになる.

第10章

問4　維持保全業務における日常管理について正しいのはどれか.

a　施設・設備の長寿命化では事後保全よりも予防保全にシフトすることが望ましい.

b　「環境の視点からの施設・設備の管理」とは施設・設備の点検, 修繕のことである.

c　予知保全は保全のタイミングを効果的に測定できない.

d　状態監視保全とは定期点検のことをいう.

【正解】　a

【解説】

a　施設・設備の維持保全業務における日常管理は事後保全, 予防保全, 予知保全に大別できる. 施設・設備の長寿命化を効果的に実施するためには, 不具合が発生してからの事後保全による修理・修繕よりも, 定期的に部品交換や手入れをするなどの予防保全や機能を常に把握し, 劣化の状態を予測したうえで予知的な処置を行うほうが効果的である.

b　日常管理の範囲は「施設・設備そのものの管理」と「環境の視点からの施設・設備の管理」である. 前者は施設・設備の点検・修繕のことである. 後者は熱, 空気, 照明, 音・振動, 給排水衛生, 清掃, 病害虫防除, 廃棄物, リサイクル, 植栽等を管理することである.

c　予知保全とはシミュレーション技術や故障診断システムなどを駆使して, 未然に故障などの予測を立てて保全することであり, 各種の測定機器の開発によって劣化の限界点を具体的に把握できるため, 保全のタイミングを効果的に測定できるように環境が整ってきている.

d　予防保全には「状態監視保全」と「時間計画保全」がある. 決められた時間毎の定期点検は時間計画保全である. 状態監視保全は施設・設備の部分あるいは部品を継続的あるいは定期的に監視し, 不具合・故障の兆候が一定の状態を超えた場合に, それらの修繕や交換を行うことである.

問5　リニューアル（大規模改修）について正しいのはどれか.

a　設備の寿命に比べて，建物本体の寿命は長い.

b　リニューアルで，施設・設備に新しい価値を作り出すことはない.

c　部品や機器の調達性は，物理的劣化の要因でない.

d　現行法規との不適合は，機能的劣化の要因である.

【正解】a

【解説】

a　柱や壁といった建物本体の寿命は，材料や施工技術の向上により近年ますます延びているのに対し，配管や設備機器の使用年数は建物本体の年数の半分以下であり，日常使用により劣化が進み建物本体より短い期間ごとに補修，交換が必要となっている.

b　リニューアルは，単に劣化した機能を戻すだけでなく，施設・設備の再生・更新を通して価値を保持する以上に価値を上げる，あるいは全く新しい価値を作り出すことである.

c　物理的劣化とは機能・性能の劣化，設備システム・設備機器の信頼性や安全性の低下によってもたらされるが，それ以外に部品や機器の入手困難がもたらす調達性の低下などによる劣化も含む.

d　現行法規との不適合は社会的劣化である. 例えば，耐震基準の変更により現建物が基準を満たしていない状態になること等である. 社会的劣化は法規の変更以外，要求水準の高度化等に起因する陳腐化，ＩＴ化への未対応等もあげられる.

第10章

問6　ファシリティ・マネジメント（FM）について正しいのはどれか.

a　2000年代に入りアメリカで提唱された概念である.

b　広範囲，高度な管理を総合的，統括的に実現するために専門的な外部業者に委託して実施する.

c　プロジェクト管理は，不動産取得や施設賃貸借やリニューアルまで対応する.

d　本来のFMとは戦術的FMであり，事業別や機能別に計画や管理が実施されている状態である.

【正解】　c

【解説】

a　FMは1980年代中頃にアメリカで生まれた新しい経営管理方式である．わが国では1987（昭和62）年に日本ファシリティマネジメント協会が設立され，普及に努めている.

b　FMは総合的・統括的な管理を実現するため，部局横断的な管理組織を形成し実施する. 従来型の施設設備管理業務は日常の運営維持の現場管理的な業務が主だった.

c　FMの業務は大別して「FM戦略・計画」「プロジェクト管理」「維持管理」「評価」とこれらを遂行するための「統括マネジメント」の5つから構成される．「プロジェクト管理」は中長期実行計画における課題の解決として，一定期間内に完了する業務を指す．すなわち「不動産取得」や「施設賃貸借」等による施設所有の変化から，「建物建設」「ワークスペースづくり」「リニューアル」等の物理的状況の変化に対応するケースが考えられる.

d　全施設を管理の対象とし組織全体の戦略・計画がFMとリンクする「戦略的FM」が本来のFMである．これまでのFMの展開は，従来の施設単位での計画や管理が行われる「日常業務的（現場的）FM」，事業別あるいは機能別に計画や管理が行われる「戦術的FM」であったが，さらに発展させるFMの概念が求められている.

問7　介護施設の施設管理について正しいのはどれか.

a　個室化により細やかな環境管理は困難になった.
b　日常的な感染防止対策として, 手洗い設備の集中配置があげられる.
c　玄関でのスリッパへの履き替えはバリアフリー化に有効である.
d　感染管理として, 大部屋では 1 人当たりの居室容積を大きくすることが望ましい.

【正解】 d

【解説】

a　個室化によってプライバシーが確保されるだけでなく, 入所者（利用者）の求める環境づくりも可能となり, その人に合ったきめ細やかな環境づくりが可能となった.

b　手洗い設備は入所者や職員が利用しやすい位置に分散して配置されるべきである. さらに安全な形態で整備することが必要である. その理由は感染防止対策に関する衛生管理の基本の一つは手洗いやうがいであるからである.

c　バリアフリーの観点から履き替えはできるだけ避けたい. 高齢者の転倒リスクの一つは, 体勢が不安定になりがちな履き替え行為だからである. 履き替えを実施する場合は段差をなくすことや, 履き替え行為は椅子に座って行うなどの配慮が必要である.

d　感染経路のうち空気感染や飛沫感染を回避するには, 入所者どうしの間隔をあけることや, 空気量を多くすること等が効果がある. 結果 1 人当たりの居室容積（気積）は大きい方が望ましい.

問8　日本医療機能評価機構の病院機能評価について正しいのはどれか.

a　急性期病院, リハビリテーション病院, 慢性期病院, 精神科病院, 緩和ケア病院の5つの機能種別がある.

b　評価対象領域として「患者中心の医療の推進」「良質な医療の実践」「理念達成に向けた組織運営」「患者のための療養空間」の4つがある.

c　継続的な質改善活動の取り組み状況を確認するために, 認定期間5年の中間にあたる3年目に書面による自己評価を実施する.

d　機能評価の項目はソフト面のもので, 施設・設備管理との関連はない.

【正解】　c

【解説】

a　現在,「一般病院1」,「一般病院2」,「一般病院3」,「リハビリテーション病院」,「慢性期病院」,「精神科病院」,「緩和ケア病院」の7つの機能種別評価がある. 受審病院は自身の役割機能に応じた最も適した機能種別を選択する.

b　機能種別にかかわらず,「患者中心の医療の推進」「良質な医療の実践1 (決定された事項が確実で安全に実践されていることの評価)」「良質な医療の実践2 (確実・良質な診療・ケアを実践するうえで求められる機能が各部門において発揮されていることの評価)」「理念達成に向けた組織運営」の4領域で構成されている.

c　継続的な質改善活動の支援の一環として, 中間の時期に書面による確認 (自己評価) が実施され, 取り組み状況が確認される.

d　評価項目としては,「スペースの確保」「患者がくつろげるスペース」「快適な病棟・病室環境」「トイレ・浴室の利便性, 清潔なトイレ, 安全性」など建築・設備等ハード面に関する項目もある.

> **問9　事業継続計画（BCP：Business Continuity Plan）について正しいのはどれか.**
>
> a　感染症の集団発生は，BCPの想定リスクに含まれない.
> b　BCPのコア業務を緊急性の視点で決めることはない.
> c　災害が発生すると直ちにチェックリストの作成に取り掛かる.
> d　BCPには経営の視点が求められる.

【正解】 d

【解説】

a　BCPの想定リスクは自然災害に代表される突発的な被害が発生するもののほか，感染症の集団発生，干害，電力不足等，段階的かつ長期間にわたって被害が継続するものも対象である.

b　想定されるリスクからの影響の評価を踏まえ，コア業務にかかわらず事業の存続にかかわる最も重要性・緊急性の高い事業を選定する.

c　事業体におけるリスクへの対応策の認知・周知のために，平常時にマニュアルやチェックリストを作成し，BCP計画を確立しておくことが肝要である.

d　人命の安全確保，物的被害の軽減等は従来の防災計画の視点であった.BCPはこの防災計画の考え方にコア業務の継続や早期復旧といった経営の視点が加わり，復旧時間・復旧レベル，あるいはステークホルダーに及ぼす影響が指標となる.

問 10　医療施設の感染予防について正しいのはどれか.

a　感染症法は従来からの経験に基づいた感染対策を基本としている.

b　日和見感染とは, 患者が病院外の環境で罹患した感染症のことである.

c　感染予防の基本である「感染源の封じ込め (隔離)」とは, 感染源の拡大防止策の一つである.

d　結核や麻疹は, 感染源に直接接触して起こる接触感染に分類される.

【正解】　c

【解説】

a　感染症法 (1999 (平成 11) 年施行) は, 従来の経験に基づく感染症対策と異なり, 厳密に検討された科学的な根拠 (EBM：Evidence Based Medicine) に基づいた感染管理を行おうとする基準である.

b　日和見感染とは抗がん剤療法, 免疫抑制療法, 放射線療法などの治療により, あるいはエイズ, 加齢などによって免疫力が低下した易感染性宿主に起こる感染症で, 健常者では感染が成立しないような弱毒病原体でも感染することである.

c　感染経路別予防策には, 「感染源の封じ込め (隔離)」「感染経路の遮断」「感染者の保護 (逆隔離)」の 3 つがある. 感染源の封じ込めは感染源の拡大防止の重要なポイントである.

d　結核や麻疹の主な感染経路は空気感染である. これは 5 μm 以下の粒子に付着した微生物が, 空中に浮遊し空気の流れによって飛散して人に感染する.

第11章
介護サービス事業運営論

||||||||||||||||||||||||||||||||||||||||||||||||||||||||||||||||||||||||

問1　介護保険の制度について正しい組合せはどれか.

（1）介護が必要な際に保険で受けられる公的保険制度である.

（2）高齢化の進展等を勘案し，毎年見直しになっている.

（3）後期高齢者医療と同じ1割負担である.

（4）介護給付を行うサービスには，施設サービス，居宅介護サービス，地域密着型介護サービスがある.

　　　a（1）（2）　　b（1）（4）　　c（2）（3）　　d（3）（4）

【正解】b（1）（4）

【解説】

（1）介護保険は，高齢者の介護を社会全体で支えあう仕組みとして1997（平成9）年に成立，2000（平成12）年に施行された介護保険法による公的保険制度である.

（2）介護保険法施行後，2005（平成17）年，2008（平成20）年，2011（平成23）年，2014（平成26）年，2017（平成29）年及び2020（令和2）年に改正され，現在に至っている.

（3）介護保険制度創設時は，利用者の所得にかかわらず1割の利用者負担だったが，一定以上所得者については，費用の2割負担（2015（平成27）年8月施行）又は3割負担（2018（平成30）年8月施行）になった.一方，後期高齢者医療における医療費の一部負担は一般・低所得者が1割負担，現役並み所得者が3割負担である.

（4）介護給付を行うサービスには，都道府県・政令市・中核市が指定監督を行う居宅介護サービス並びに施設サービスと，市町村が指定監督を行う地域密着型介護サービスがある.また，以上のサービスを適切に利用できるように，要介護者のおかれた状態や環境を把握し，居宅サービス計画を作成するとともに，サービス事業者等との連絡調整や紹介をする居宅介護支援は，市町村が指定監督を行うサービスである.

問2　要介護認定について正しい組合せはどれか.

（1）介護認定審査会において，都道府県が行う.

（2）要介護状態区分は，要支援2段階，要介護5段階の7段階からなる.

（3）要介護認定のみならず，要支援認定も含む.

（4）一次判定では，要介護認定等基準時間を基に要支援と要介護に分けられる.

　　　a（1）（2）　　b（1）（4）　　c（2）（3）　　d（3）（4）

【正解】　c（2）（3）

【解説】

（1）要介護認定は，一次判定（認定調査と主治医意見書によるコンピュータによる推計），二次判定（保健・医療・福祉の学識経験者により構成される介護認定審査会による審査判定）ともに市町村が行う.

（2）要介護認定は，被保険者が要介護状態になった場合に要支援1・2及び要介護1・2・3・4・5の7段階に審査判定されることである.

（3）要介護状態や要支援状態にあるかどうか，その中でどの程度かの判定を行うのが要介護認定（要支援認定を含む）である.

（4）一次判定では，5分野（直接生活介助，間接生活介助，ＢＰＳＤ関連行為，機能訓練関連行為，医療関連行為）について要介護認定等基準時間を算出し，その時間と認知症加算の合計を基に要支援1〜要介護5に推計判定する.

問3　介護保険のサービス利用について正しい組合せはどれか.

（1）介護保険は，医療保険と同じ現物給付である.

（2）地域密着型介護サービスは，原則として市町村の住民だけが利用できるサービスである.

（3）保険給付申請は，社会保険診療報酬支払基金に請求する.

（4）介護サービスの利用は，市町村と契約しサービスを受給する.

　　a（1）（2）　　　b（1）（4）　　　c（2）（3）　　　d（3）（4）

【正解】a（1）（2）

【解説】

（1）医療保険は，被保険者と被扶養者が病気に罹患又は日常生活上で受傷した際に，健康保険証を保険医療機関の窓口に提出し「療養の給付（医療サービス）」を受ける「現物給付」である. 介護保険も，医療保険と同じ現物給付として運用されている. 但し，居宅介護福祉用具購入費，居宅介護住宅改修費，高額介護サービス費及び高額医療合算介護サービス費については，利用者が購入費等の全額を事業者に支払った後に市町村からその全額又は一部の償還を受ける償還払いである.

（2）小規模多機能型居宅介護等の地域密着型介護サービスは，原則として地域密着型介護事業所所在市町村の住民が利用できる. 近隣市町村に，居宅サービス計画に位置付けられた介護サービス提供事業所が無い場合等に限り，近隣市町村の住民も利用できる.

（3）事業者が利用者に提供したサービスにおける介護給付費の請求は，都道府県国民健康保険団体連合会に請求する.

（4）介護サービスの利用は，利用者が，ケアプランに位置付けた介護サービスの事業所と契約を結び，ケアプランに基づいて介護サービスの利用を開始する.

第11章

問4　介護保険の予防給付について正しい組合せはどれか.

（1）要支援認定者の予防ケアプランは,地域包括支援センターが契約し作成する.

（2）要支援の予防訪問介護と予防通所介護は，市町村の事業である.

（3）要支援と認定された人が受けられる居宅のサービス種類は要介護と同じである.

（4）総合事業の給付額や委託先は，都道府県が決定する.

　　　a （1）（2）　　b （1）（4）　　c （2）（3）　　d （3）（4）

【正解】a （1）（2）

【解説】

（1）要介護認定者のケアプランは，在宅で介護サービスを利用する場合は居宅介護支援事業者と契約し所属のケアマネジャーが，施設入所の場合は施設のケアマネジャーが作成する. 一方，要支援認定者の介護予防ケアプランは，原則として地域包括支援センターの担当職員がこれを作成する.

（2）2018（平成30）年度から，要支援の予防訪問介護と予防通所介護は，市町村が地域の実情に応じた取り組みができる介護保険制度の「介護予防・日常生活支援総合事業」の「介護予防・生活支援サービス事業」に移行し，市町村の事業として現在に至る.

（3）要介護状態になることを予防するために要支援認定者に対して行う予防給付の介護サービスの種類は，要介護認定者に対して行う介護給付の介護サービスの種類よりも少ない. 要支援認定者が受けられない主な介護サービスに施設サービス,訪問介護及び通所介護等がある.

（4）介護予防・日常生活支援総合事業は，市町村が中心になり給付額や委託先を決定する.

問5　地域密着型サービスについて正しい組合せはどれか.

（1）介護保険と同時に始まった.
（2）65歳以上だけが利用できるサービスである.
（3）事業所の指定更新は6年ごとに行われる.
（4）事業所指定は市町村が行う.

　　　　a（1）（2）　　b（1）（4）　　c（2）（3）　　d（3）（4）

【正解】 d（3）（4）

【解説】
（1）2000（平成12）年度に導入された介護保険制度は, 2006（平成18）年に改正され, 新たに地域密着型サービスが創設された. 地域密着型サービスは, 要介護認定者対象の地域密着型介護サービスと要支援認定者対象の地域密着型介護予防サービスに体系化されている.

（2）地域密着型介護サービスや地域密着型介護予防サービスはもとより, すべての介護サービスは, 以下の場合に受けることができる. 65歳以上の第1号被保険者は, 原因を問わずに要介護認定又は要支援認定を受けたときに介護サービスを受けることができる. 又, 40歳から64歳までの第2号被保険者は, 加齢に伴う疾病（厚生労働省が定めた16の特定疾病をいう.）が原因で要介護（要支援）認定を受けたときに介護サービスを受けることができる.

（3）介護保険が運用されるサービスを提供する全ての事業所は, 2006（平成18）年度から6年ごとに指定更新が必要になった. 従前は, 問題があり指定取消になる以外は一度指定を受けた事業所は介護保険サービスを提供し続けることができた. 2006（平成18）年度以降は, 問題がある等の理由で指定の更新ができない事業所については介護保険サービスを提供できなくなった.

（4）地域密着型介護サービスと地域密着型介護予防サービスの事業所指定は市町村が行う.

問6　介護保険事業所の指定基準について正しい組合せはどれか.

（1）医療保険と同様に介護保険指定事業所となると，指定取り消し以外は介護保険サービスが提供できる.

（2）営利法人が提供できない介護サービスもある.

（3）介護サービス事業所の指定に法人格が必須であるが，保険医療機関・保険薬局は法人格がなくても指定を受けることができる介護サービスがある.

（4）介護サービスの人員基準は定めがない.

　　　a（1）（2）　　b（1）（4）　　c（2）（3）　　d（3）（4）

【正解】　c（2）（3）

【解説】

（1）介護保険の指定事業所に人員基準・設備基準・運営基準の違反が発覚し，指定事業所が行政の改善勧告や改善命令に従わない場合は，行政は，指定の効力の全部または一部の停止或いは指定取消等の処分を行うことができる. 又，複数の事業所を経営している法人においては，行政は，指定取消を受けた事業所と同じ指定類型の全ての事業所の指定を取り消すことができる.

（2）営利法人が提供できない介護サービスには，介護老人福祉施設，介護老人保健施設，介護療養型医療施設，介護医療院の施設サービス及び施設サービス提供事業所内での通所リハビリテーション，短期入所療養介護がある.

（3）個人開設の保険医療機関（病院・診療所）は訪問看護・訪問リハビリテーション，居宅療養管理指導・通所リハビリテーション・短期入所療養介護，個人開設の歯科の保険医療機関は訪問看護・訪問リハビリテーション・居宅療養管理指導，個人開設の保険薬局は居宅療養管理指導について，指定辞退の届出をしない限り，保険医療機関や保険薬局の指定時に居宅介護サービスと介護予防サービスのみなし指定を受ける.

（4）介護サービスの人員基準は，介護サービスの種類ごとに介護保険法に定められている.

問7　介護保険の報酬について正しいのはどれか.

a　介護報酬改定はマイナス改定ばかりが行われた.
b　介護報酬は 5 年毎に見直しされる.
c　総合事業の報酬は市町村が決定する.
d　介護報酬は訪問診療も対象とする.

【正解】 c

【解説】

a　介護報酬改定は 3 年毎である. 直近の改定率は, 2012（平成 24）年＋ 1.2%, 2015（平成 27）年▲ 2.27%, 2018（平成 30）年＋ 0.54%である. 加えて, 消費税率改定にともない, 臨時的に 2014（平成 26）年＋ 0.63%, 2019（令和 1）年＋ 0.39%の改定が行われた.

b　上記のとおりに, 介護報酬改定は原則 3 年毎に実施され, 税法改正等の社会情勢の変化に合わせて臨時的見直しが行われる.

c　介護予防・日常生活支援総合事業の訪問介護サービスや通所介護サービスの単価は, サービス内容等に応じて, 市町村が, 国が定める額（予防給付の単価）を上限として, 個別の額（サービス単価）を定める.

d　訪問診療の報酬は, 保険医療機関や保険薬局が, 実施した診療内容や調剤内容に基づき, 診療報酬として厚生労働大臣が告示した診療報酬点数により保険者に対して請求する. 介護報酬とは全く別である.

第11章

問8　居宅介護支援事業について正しい組合せはどれか.

（1）介護支援専門員（ケアマネジャー）は3年の実務経験があれば誰でも試験が受けられる.

（2）居宅介護支援事業所のケアプラン数は定めがなく，多くすればするほど売上が上がる.

（3）介護サービス事業所からの金品の授与は禁止である.

（4）居宅介護支援事業所の管理者は，原則として常勤専従の主任介護支援専門員でなければならない.

　　　a（1）（2）　　b（1）（4）　　c（2）（3）　　d（3）（4）

【正解】　d（3）（4）

【解説】

（1）介護支援専門員の受験資格は，以下の職務に5年以上かつ900日以上の実務経験がある者である.

　①医師等の医療に関わる国家資格による職務

　②（介護予防）特定施設入居者生活介護，地域密着型特定施設入居者生活介護，地域密着型介護老人福祉施設入居者生活介護及び介護老人福祉施設における相談員の職務

　③介護老人保健施設における支援相談員の職務

　④計画相談支援及び障がい児相談支援における相談支援専門員の職務

　⑤生活困窮者自立相談支援事業などにおける主任相談支援員の職務

（2）居宅介護支援事業所の常勤換算介護支援専門員1名当たりのケアプラン（居宅サービス計画）数（1月当たり）は35件以内，加えて要支援者向けのケアプラン（介護予防サービス計画）数は8件以内とされ，これらを超えた場合は，ケアプラン作成に係る介護報酬が逓減される.

（3）居宅サービス事業者等からの利益収受の禁止等が，「指定居宅介護支援等の事業の人員及び運営に関する基準について」（平成11年7月29日：老企第22号）の通知に定められている.

（4）質の高いケアマネジメントの推進を目的として「指定居宅介護支援等の事業の人員及び運営に関する基準」（平成11年厚生省令第38号）の改正がなされ，2018（平成30）年4月1日から，居宅介護支援事業所の管理者の要件として，原則，常勤専従の主任介護支援専門員であることが定められた.

> **問9　地域包括ケアシステムについて正しい組合せはどれか.**
>
> （1）市町村が日常生活圏域を設定し,住み慣れた地域で「住まい」を核として医療・
> 　　介護サービス,生活支援・介護予防が受けられる.
>
> （2）一つの事業所がいずれかの介護サービスの指定を受けていれば,複数の介
> 　　護サービスをまとめて提供することができる.
>
> （3）医療に一般病床の機能分化と届出,在宅復帰率が導入されたことは,介護
> 　　保険の地域包括ケアとは関係しない.
>
> （4）入院から在宅への移行を進め,医療・看護・介護が連携して看取りまで行う.
>
> 　　　a（1）（2）　　b（1）（4）　　c（2）（3）　　d（3）（4）

【正解】b（1）（4）

【解説】

（1）市町村が,地域の特性に合わせた住民の日常生活圏域を設定し,住民が住み慣れ
　　た地域で「住まい」を核として医療・介護サービス,生活支援・介護予防が受け
　　られる体制を構築する仕組みである.

（2）介護サービスを提供する事業所は,介護サービスの種類毎にその指定を受けてサー
　　ビスを提供しその介護報酬を請求するので,指定を受けない介護サービスの提供
　　や介護報酬の請求はできない.

（3）2025（令和7）年を目途とした地域包括ケアシステムの構築は,一般病床の機
　　能分化や在宅復帰率の明確化等により,住民が日常生活区域内で住まい（在宅）
　　を核とした医療・介護サービスを切れ目なく受けられることをめざしたものであ
　　る.

（4）住民が,住み慣れた地域で自分らしい人生を最後まで続けることができるように,
　　住民のおかれた環境に合わせて入院から在宅への移行を推進し,医療・介護・予
　　防・住まい・生活支援が連携して看取りまで行う.

> **問 10**　病院のみを開設する医療法人から，入院患者の在宅復帰推進の
> ために訪問リハビリテーションを開始したいと相談された．
> 医業経営コンサルタントとして正しいのはどれか．
>
> a　株式会社を設立し別法人で訪問リハビリをした方が効率的であるとアドバイ
> スした．
>
> b　医療機関から訪問リハビリを提供することは患者が望むことだが，20 分間
> しか提供できないので近所の患者に限定すべきと提案した．
>
> c　病院のリハビリは医療保険しか認められない．主治医として指示を出し，他
> の事業所の訪問リハビリを活用しようと説明した．
>
> d　退院患者にはリハビリの継続が不可欠であるものの，訪問リハビリテーショ
> ンを開始する場合は，地域の介護支援専門員（ケアマネジャー）の理解が必
> 要であることを伝えた．

【正解】d

【解説】

a　訪問リハビリテーション事業所の開設者は医療機関でなければならない．株式会
社が訪問リハビリテーション事業所の指定を受けることはできない．

b　退院後の患者が在宅でリハビリテーションを受けることは，患者やその家族にとっ
ては日常生活への早期復帰と社会参加促進，病院にとっては在宅復帰率の改善と
双方にメリットがあり，近所の患者に限定する必要性はなく，病院の集患の観点
からも間違いである．

c　保険医療機関は，介護保険の訪問リハビリテーション事業所のみなし指定を受け
られる．

d　二次医療圏単位で退院調整（支援）ルールが制定され，要介護老人や要支援老人
については医療と介護が連携して入院の際からケアマネジャーが関わるように
なっている．しかしながら，ケアマネジャーの多くが介護分野の出身であるこ
とをふまえると，医療と介護がそれぞれの専門職として対等の連携であることや，
在宅でのリハビリテーションの内容等について，地域のケアマネジャーの理解が
必要である．

●編著

公益社団法人日本医業経営コンサルタント協会

〒 102-0075　東京都千代田区三番町 9-15 ホスピタルプラザビル 5 階
TEL.03-5275-6996　FAX.03-5275-6991
https://www.jahmc.or.jp

公益社団法人 日本医業経営コンサルタント協会 過去問題検討特別委員会
宮原 勅治　　澁谷 辰吉　　中山 茂樹　　原子 修司　　三原 一訓
森田 仁計　　岩﨑 榮　　河口 豊

医業経営コンサルタント一次試験　精選過去問題集

本体 2,000 円（税込価格 2,200 円）

2021 年 6 月 28 日　第 1 刷発行 ©
編　著　　　公益社団法人日本医業経営コンサルタント協会
発 行 者　　　藤原　大
デザイン・DTP・編集協力　株式会社プラス・ワン
印 刷 所　　　モリモト印刷株式会社

発 行 所　　　株式会社 篠原出版新社
〒 113-0034　東京都文京区湯島 3-3-4 高柳ビル
電話（03）5812-4191（代表）　郵便振替　00160-2-185375
E-mail：info@shinoharashinsha.co.jp
URL：www.shinoharashinsha.co.jp